어렵지만 쉽게 접근하는 치과심신의학

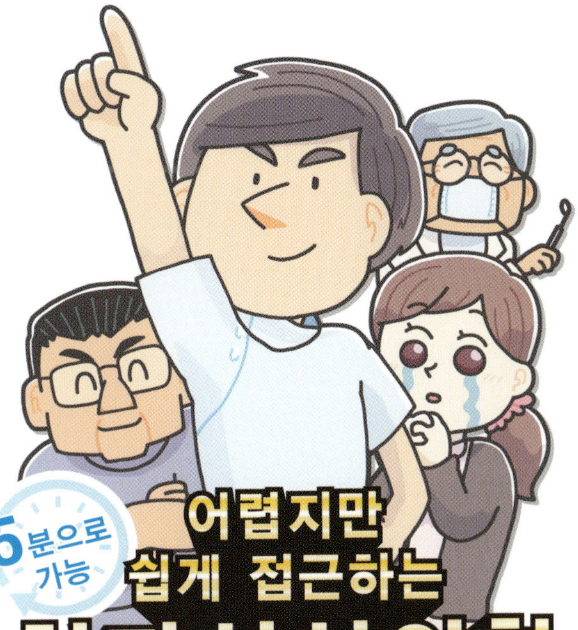

5분으로 가능

어렵지만 쉽게 접근하는

치과심신의학

토요후쿠 아키라 동경의과치과대학 대학원 의치학종합연구과 치과심신의학 분야 교수

요시카와 타츠야 라쿠시아긴자치과클리닉 원장

【역 자】

신 영 민 계명대학교 의과대학 치과학교실 조교수

dh 대한나래출판사

『어렵지만 쉽게 접근하는 치과심신의학』

PIPC(psychiatry in primary care)라는 교육 프로그램은, 정신과 전문의가 아닌 내과나 가정의학과 전문의가 자신의 전문 영역 내에서 적절한 정신과적 대응이 가능하도록 미국에서 고안된 프로그램이다. 일본에서도 이 프로그램을 활용한 교육 세미나(PIPC세미나)가 1차진료를 맡고 있는 의사에 의해 기획·운영되고 있으며, 전국 각지에서 성과를 올리고 있다.
PIPC는 내과와 정신과 전문의 자격을 모두 갖춘 Robert K. Schneider(버지니아 주립의과대학 정신과 부교수)가 고안한 것으로서, 미국내과학회(American college of physicians; ACP)의 공식적인 교육 프로그램 중 하나로 채용되고 있다. 일본에서 PIPC 도입은, Schneider 교수로부터 교육을 받은 내과 의사 이데 히로유키[Ide Hiroyuki(신애클리닉, 카마쿠라 시)]에 의해 2007년부터 시작되었다. 일본판 PIPC세미나는 일본에서 1차진료를 맡고 있는 의사들의 배경과 진료상황에 맞게 개선되어 있어, PIPC를 배우고 실천하는 의료인의 모임인 PIPC연구회(http://pipc-jp.com/)가 중심이 되어 왕성한 보급과 계몽활동을 전개하고 있다.

이 책은 PIPC연구회와의 협업에 의해 작성된 것으로, 문장 및 도표에 PIPC마크가 붙은 곳은 모두 PIPC세미나와 기본 과정의 교과서 및 슬라이드에서 인용한 것으로, 그 저작권은 PIPC연구회와 PIPC facilitator[이데 히로유키(Ide Hiroyuki), 키무라 카츠토모(Kimura Katsutomo), 미야자키 히토시(Miyazaki Hitoshi)]에게 있다.

DaehanNarae Publishing, Inc.

#1507 SK V1 Tower
Younmujang 5 gagil 25, Sungdong-gu,
Seoul 04782, Korea
TEL: +82-2-922-7080
FAX: +82-2-922-0841
E-mail: nrpub@naver.com
Website: www.dhpub.com

GOFUNDEDEKIRU SHIKASINSINIGAKU
by Akira Toyofuku, Tatsuya Yoshikawa

Printed in Korea

어렵지만 쉽게 접근하는 치과심신의학

발행일 2019년 2월 12일
저자 토요후쿠 아키라, 요시카와 타츠야
역자 신영민
발행인 최용원
편집디자인 장순임
표지디자인 장순임
교정·교열 김경미
발행처 **대한나래출판사** (등록 제2012-000051호/1994.6.10)
주소 서울시 성동구 연무장 5가길 25, SK V1 Tower 1507호 (성수동 2가 315-61)
전화 (02) 922-7080
팩스 (02) 922-0841
이메일 nrpub@naver.com
홈페이지 www.dhpub.com

ISBN 978-89-5741-622-8

정가 40,000원

들어가는 말

치과심신의학에 대한 요구는 해마다 증가하고 있습니다. 치과 의사가 과잉 보급되고 있다고 하지만, 여전히 "어디를 가도 제대로 봐주지 않습니다"라는 환자들(아마도 많은 수가 치과심신증으로 생각됨)의 불만이 끊이지 않고 있습니다. 한편, 최근 우울증으로 대표되는 정신질환의 급증도 커다란 국가적 문제가 되고 있습니다. 이제는 'mindless dentistry'나 'brainless dentistry'로는 통하지 않는 시대입니다.

'치과심신증을 제대로 보고 치료할 수 있는 치과 의사의 육성'이라는 사명을 가지고, 후쿠오카에서 동경의과치과대학으로 자리를 옮기고 나서 10년이라는 세월이 흘렀습니다. 이 영역의 복잡하면서도 애매함 때문에 '이것이 좋다!'라고 할 만한 교과서가 없어, 학생 교육이나 대학원생의 지도에 꽤나 어려움이 많았습니다. '어떻게 하면 초심자들에게도 제대로 전달될 수 있을까?'라는 고민을 하면서 강의나 강연 등에서 시행착오를 하던 중, 먼저 '마음도 볼 수 있는 치과 의사'를 늘려가는 것이 중요하다고 결론지었습니다.

밝고 즐거운 것이 아니라면 받아들이기가 쉽지 않습니다. 간단하지만 현실이 제대로 반영되지 않는 내용이라면 위험할 수 있습니다. 대강 보면 힘들어 보이지만, 실은 '사람이 사람을 본다(진찰한다)'는 아주 보람찬 일이란 것을 어떻게 표현할 것인가 하는 과제와 맞닥뜨리게 됩니다.

이런 과제들이 PIPC(psychiatry in primary care)와의 운명적인 만남, 그리고 이전부터 존경해온 후쿠이대학 의학부 부속병원 구급과 및 종합진료부의 하야시 히로유키(Hayashi Hiroyuki) 교수와의 해후를 통해 해결책에 한 걸음 가까워지지 않았나 생각합니다.

우리 과에서 약 10년간 수련하고 우리나라 최초의 치과심신증 전문클리닉을 개업한 요시카와 타츠야(Yoshikawa Tatsuya) 선생에게도 이 책의 집필을 부탁하였습니다. 따라서 이 책은 하야시 교수가 직접 전해준 여러 가지 기술과 PIPC의 '한 걸음 더 들어간 의사와 환자의 관계를 형성해 보자'라는 마음가짐을 치과 현장에서 활용할 수 있도록 저자 나름의 고뇌를 통해 만들어진 것입니다.

이 책이 밝고, 가볍고, 하지만 깊게 환자의 마음을 이해해줄 수 있는 치과 의료에 도움이 되기를 간절히 바랍니다.

2017년 6월

토요후쿠 아키라(Toyofuku Akira)

역자의 말

치과심신증이란 단어를 들어보신 적이 있습니까? 굉장히 낯선 단어가 아닐까 합니다. 이것은 치과영역의 질환 중에 심리적 요인이 관련된 병태를 말합니다. 정말 마니아적인 영역이지만, 대학병원에 재직하면서 적어도 2주에 1명꼴로 내원하는 멘탈계(mental origin)의 환자들에 대해 조금이라도 많은 분들이 알아주기를 바라는 마음으로 번역하게 되었습니다.

의과와 치과의 중간자 역할을 하고 있는 구강악안면외과 의사로서, 그 중간에서 어느 쪽으로도 가지 못하고 어떤 치료도 받지 못해 괴로워하는 환자들이 있다는 것을 알고 있습니다. 하지만 저 역시 아무것도 해줄 수 없는 경우가 많았습니다. 그래서 어떻게든 이 병에 대한 내용이 담긴 책을 찾고 싶어서 인터넷으로도 찾아보았지만 구할 수 없었습니다. 그러다가 일본학회에서 어렵게 책을 찾아 구입했을 때의 기쁨은 아직도 또렷하게 생각납니다.

사실 이 책은 어떻게 하면 치료할 수 있는지에 대한 해결책을 주는 책은 아니지만, 치과 의사들이 앞으로 반드시 공부해야 하는 영역을 가볍지만 필요한 것을 제대로 짚어주는 책이라고 생각합니다. 조금이라도 치과 의사들의 임상에 보탬이 된다면 더할 나위가 없을 것입니다.

마지막으로, 이런 상품성이 떨어지는 내용임에도 불구하고 귀한 책이라고 번역을 결정해주신 대한나래출판사 최용원 사장님께 감사드립니다. 항상 저를 도와주시는 동산의료원 치과 식구들, 부모님, 장인·장모님, 그리고 사랑하는 아내에게 고마움을 전합니다. 지금도 저를 지도해주시고 길을 알려주시는 권대근 교수님께도 감사의 말씀을 올립니다.

2019년 2월

동산의료원 연구실에서

신 영 민

목차

제 1 장

오늘부터 무섭지 않다! 치아의 '부정수소'

[역주: 부정수소(indefinite complaint)란, 일정한 장애나 질환을 추정할 수 없는 불편감과 호소를 뜻합니다.]

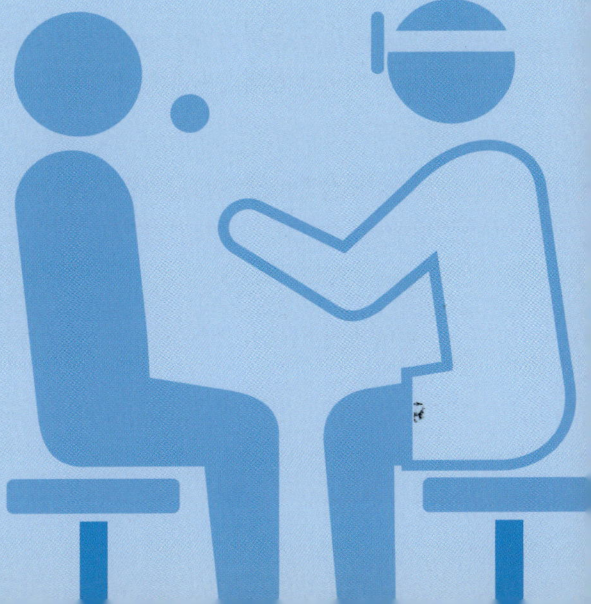

1 '멘탈계(Mental origin)' 환자의 증가

조금 시간이 지난 일본 후생노동성(우리나라의 보건복지부와 고용노동부가 합쳐진 것)의 데이터이지만, 21세기가 되면서부터 갑자기 정신질환 환자의 수가 늘어나기 시작하였습니다. 후생노동성은 2013년 이후 '암, 뇌졸중(뇌중풍), 급성 심근경색, 당뇨병'의 4대 질환에 새로이 '정신질환'을 더해 '5대 질환'으로 하는 방침을 결정했습니다(그림 1-1).

'5대 질환'이란, 국가가 나서서 중점적으로 대책을 마련해야 한다고 일본 후생노동성이 지정한 질병으로, 환자 수가 많고 높은 응급성 등 일정한 조건에 맞는 질병입니다. 즉 '정신질환'도 '암'이나 '심근경색' 등과 함께 지역의료의 기본방침이 되는 의료정책에 포함되어야 할 질병으로 지정한 것이라고 볼 수 있습니다.

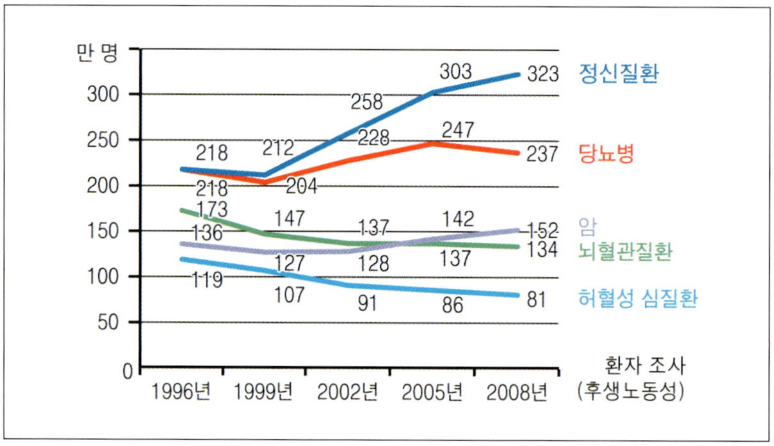

그림 1-1. 일본 후생노동성이 책정한 '5대 질환'. 정신질환의 급증이 사회적 문제가 된 지 오래이다.

연간 3만 명에 달하는 자살자의 약 90%가 어떠한 정신질환이 있었을 가능성이 있다는 연구결과도 있어, 환자의 조기치료 및 지역병원이나 진료소와의 연계가 필요합니다. 치과 진료만 무관하다고 할 수 있는 시대가 아닙니다.

이러한 '마음의 병'을 가진 환자의 치과 의료를 어떻게 재구성해야 하는가에 대해 세상은 묻고 있습니다. 하지만 솔직히 '아! 정신질환?', '귀찮은데……', '저는 대응하기 힘든데요' 등과 같은 생각을 가진 의사들도 많지 않을까요?

'진료하기 싫은 것은 하지 않는다'는 태도 때문에 유효한 방법이 존재하는 질환임에도 의료의 개입이 늦어지는 경우가 있습니다.

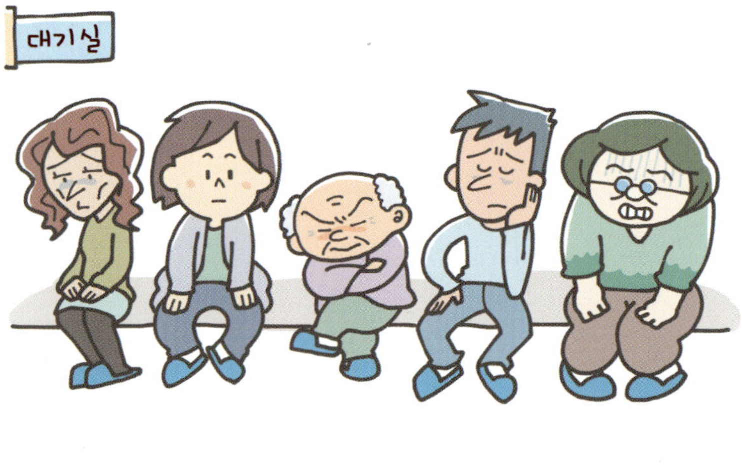

2 내과, 정형외과, 이비인후과도 모두 불편해한다

정신질환에는 가벼운 우울함이나 불안 증상을 보이는 것부터 환각·망상을 동반하는 무거운 증상까지 여러 가지가 있습니다. 각 병태에 따라 약간의 차이는 있지만, 정신질환이 치과 치료에서 문제가 되는 경우는 다음과 같은 이유들 때문입니다.

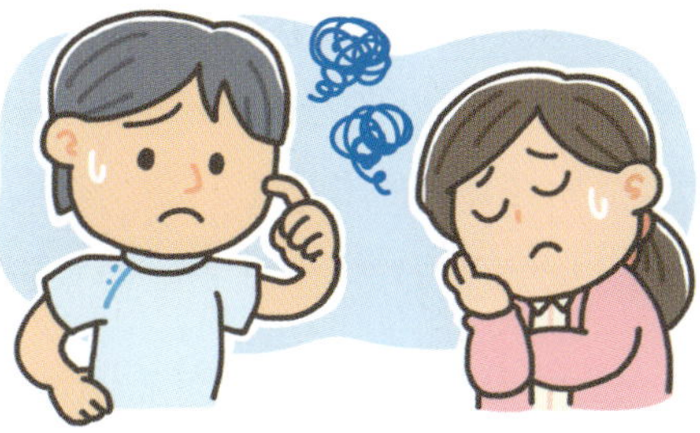

① 의사소통이 제대로 되지 않는다.
② 적대적이거나 의심하는 태도를 보인다.
③ 분노나 불안 등의 감정 제어가 불가능하다.
④ 정신증상에 기초한 불편한 행동이나 폭력행위를 보인다.
⑤ 집요한 부정수소를 한다.

단적으로 말하자면, '**시끄럽고, 대화가 안 되고, 난동을 피운다**'는 것입니다. 그림 1-2와 같은 경우에는 정신과의 협력이 필수입니다. 이런 비합리적인 언행이 '뇌의 병'에 의해서 생기는 것이라고 머리로는 이해하더라도 '귀찮다', '진료하기 싫다'고 하는 것이 사람입니다. 같은 뇌장애라도 다운증후군 환아들과 같은 특유의 귀여움도 없고, 치과 의사가 이해하고 공감하기 힘든 측면이 있는 것도 부정하기 어렵습니다.

하지만 내과, 정형외과, 이비인후과 등의 내로라하는 의사들조차도 이러한 환자를 불편해합니다. 하지만 치과의 경우는 검사만으로 '이상 없음'으로 진단하여 환자를 돌려보내는 것도 어렵고, 어떠한 처치가 유도되기 십상입니다. 그래서 원치 않게 유도된 처치와 관련된 문제에 끼어들고 마는 경우가 많은 모양입니다.

이렇게 이해하기 힘들고 불편한 경험을 한번 하고 나면, '나는 아무 잘못이 없는데……', '뭐야, 이 환자!' 등과 같이 비난하고 싶어집니다.

하지만 그 환자가 당신의 가족이라면 똑같이 비난할 수 있을까요?

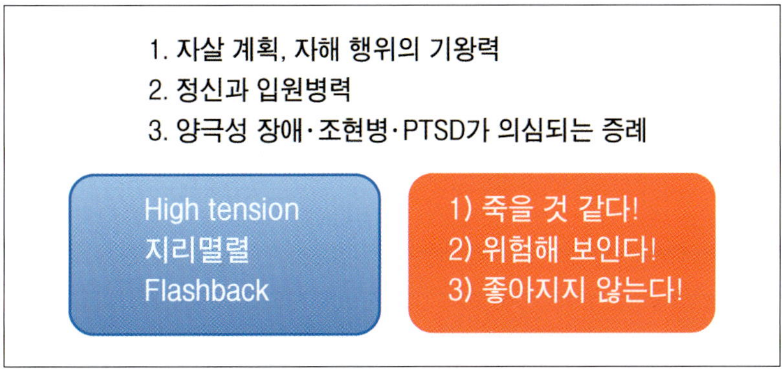

그림 1-2. 정신과에 의뢰해야 할 예.

3 치아의 문제인데 '전문이 아니다'?

최근에는 '어려운 환자'들이 늘어났다고 합니다. 정신과 질환의 급증에 더해, 고려해야 하는 절실한 문제 중 하나는 '**치아의 부정수소**'입니다. 명백한 정신질환으로도 보이지 않고, 그렇다고 해서 통상적인 처치로는 해결되지 않아 오히려 쓸데없이 상황을 악화시키기도 하지만, 증상은 '치과적'인 문제…….

이러한 상황에 곤란했던 경험은 없었나요?

증례 1 50대의 덩치 좋은 신사

50대의 덩치가 좋은 신사가 치통을 주소로 내원하였습니다. 입안을 보니 냉수, 타진에도 민감하지 않고 특별히 우식도 보이지 않습니다. 촬영한 X선사진을 보더라도 이렇다 할 소견은 보이지 않고 식사는 가능하지만 계속 아파서 불편하다고 호소합니다. 그렇다면 '치료적 진단'을 위해서 국소마취를 하니 덜 아픈 것 같다고 하여 발수를 시행하였습니다. 하지만 그 후에 오히려 더 아프게 되었다고 호소하며, 몇 번이고 근관치료를 반복해도 통증이 사라지지 않습니다. "뭔가 잘못된 것 아니냐?"고 신경질 내며 접수에서도 고함을 치고 화를 냅니다. 덕분에 그 환자에게서 전화가 올 때마다 의료진도 깜짝깜짝 놀랍니다.

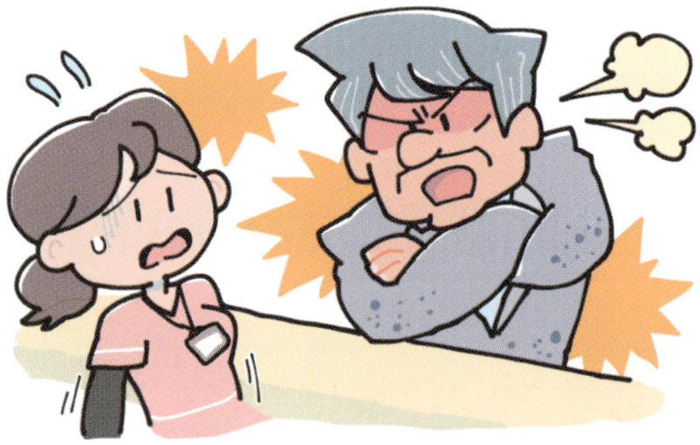

증례 2 10년 동안 단골인 60대 부인

60대 여성이 하악 전치의 총생이 신경 쓰이기 시작했다고 호소하였습니다. 심미적으로도 개선을 꾀할 수 있었기에 #32-42를 보철 처치하고, 혼자서 꽤나 잘되었다고 생각하였습니다. 예쁘게 되어 환자도 기뻐할 줄 알았는데, '혀끝이 따끔거리기 시작했다'며 나직이 불만을 털어놓았습니다. 설측을 연마하거나 형태 수정을 반복했지만 전혀 개선이 없습니다. 어쩔 수 없이 보철물을 다시 제작했으나, 여전히 '따끔거림'이 남아 있다고 합니다. 점점 환자와의 관계가 안 좋아졌습니다. 어느 날, 대기업에 재직 중인 환자의 남편이 함께 와서 "도대체 어떻게 된 일입니까?"라며 설명을 원해 대답하기가 난감하였습니다.

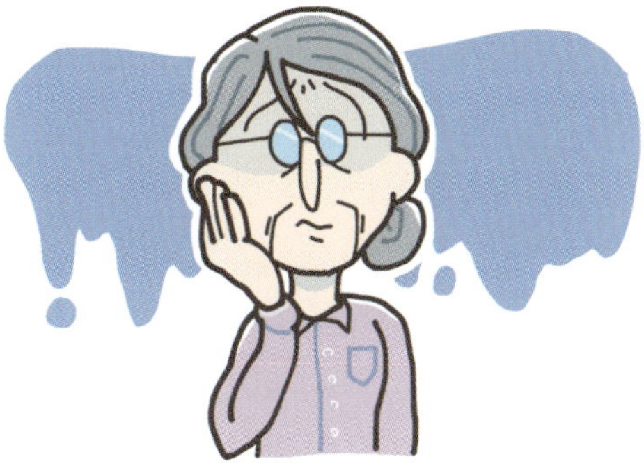

어떤가요?
"치과적 문제가 아닙니다"라고 이야기하면 납득하고 돌아갈까요?

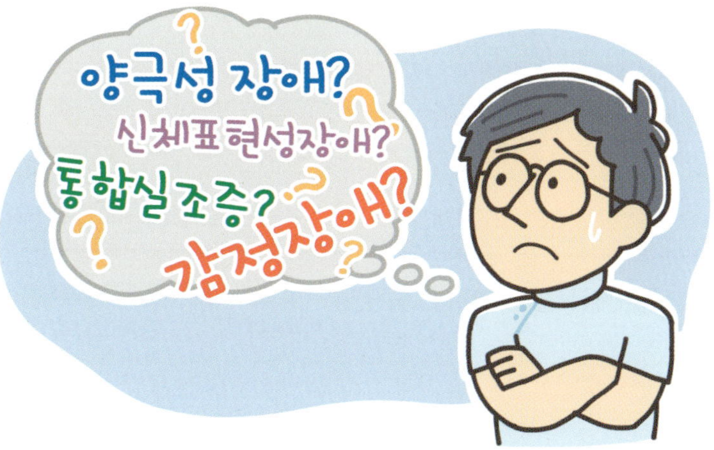
양극성 장애?
신체표현성장애?
통합실조증?
감정장애?

4 어느 정도 숨어 있는가?

일반 내과 등의 1차진료를 시행하는 의원에서는 흔히 말하는 '멘탈계' 환자가 약 30% 이상 혼재되어 있다고 합니다. 치과영역에서도 대학병원의 구강악안면외과와 같은 곳에서는 그것에 필적할 정도의 환자가 내원할 것으로 추측됩니다. 동경의과치과대학 치학부 부속병원에서도 각 과의 전문의가, "심신증과 비슷한 환자의 대응에 고민하고 있습니다"라고 입을 모아 말합니다.

예를 들면, 환자들은 "아무리 근관치료를 하더라도 통증이 지속됩니다", "의치를 세팅한 다음부터 혀가 긁히고 조절해도 변하지 않습니다", "임플란트를 식립한 다음부터 짠맛이 나는 물이 나옵니다", "교정치료 후에 교합이 뒤틀렸습니다" 등과 같이 주장하는 반면, 전문의들은 대화가 안 된다고 고민을 이야기합니다.

이런 환자들을 혼자서 보는 것만으로도 큰 스트레스가 아닐까요? 치아를 치료하기보다 말만 하다가 끝나버린다든지, 예약 표를 보고 '아, 이 환자가 오는 날이군……' 하며 전날부터 우울해진다든지 등등.

결국 의사들이 느끼지 못했을 뿐이지, 이러한 환자들의 예비군이 대다수 존재하는 것입니다. 내과가 30%인데 치과만 적을 리가 없습니다. **'3명 중 1명꼴로 정신건강에 문제가 있다'**고 미리 생각하고 '국제표준지침(Universal precaution)'을 이해해두는 것이 현명할 것입니다. 특히 언뜻 보아 '보통처럼 보이는' 환자는 주의해야 합니다(그림 1-3, 1-4).

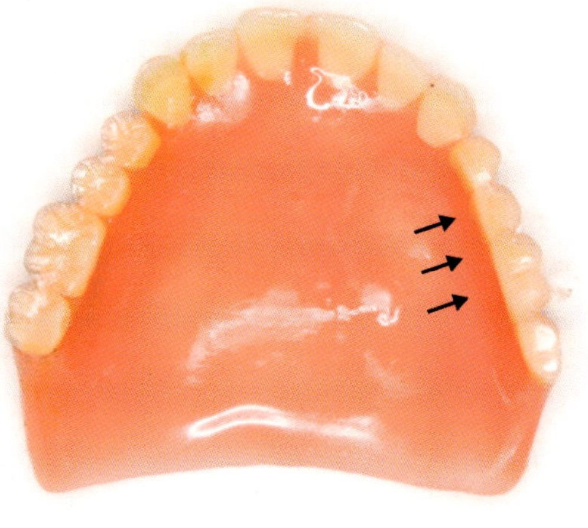

그림 1-3. 60대 주부. '혀가 치아에 계속 긁힌다'. 수십 년간, 의치의 조정(파괴?)과 재제작을 반복하고 있지만, 전혀 개선되지 않음을 호소하며 내원하였다.

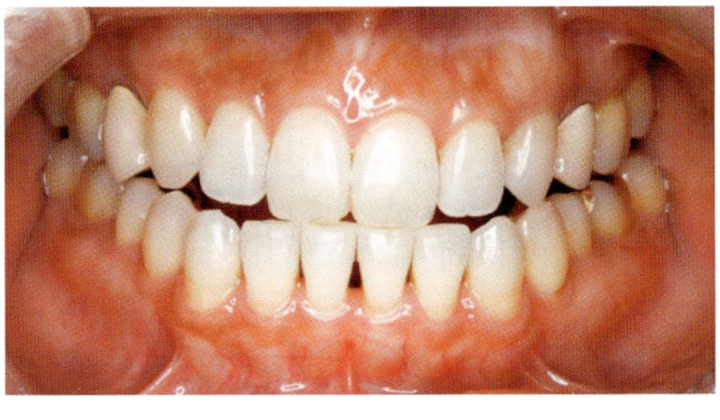

그림 1-4. 40대 여성 회사원. '교정 후 교합이 뒤틀렸다'. 3번이나 교정치과를 전전하면서도 "씹고 싶은 위치에서 씹지 못합니다"라고 불만을 호소. 사진의 틀어진 위치가 '맞다'고 호소하였다.

5 치아를 삭제하는 것만이 치과 치료가 아니다!

8020운동(일본 정부와 치과 의사들이 시행한, '80세에도 20개의 자기 치아를 유지하자'라는 운동)의 눈부신 성과를 굳이 꺼내지 않더라도 기성세대들의 노력에 의해 일본의 치아 우식은 감소하였습니다. 이것은 치과 의사들이 자랑해야 할 업적입니다. 하지만 동시에 그것은 치과 의사들의 업무내용의 전환을 요구하는 움직임의 시작이기도 합니다.

1) 외과의의 변신

최근 '맹장이나 위궤양이 전문인 외과의'는 살아남지 못합니다. 약물요법과 같은 내과적 치료법의 진보에 의해 '잘라내지 않아도 되는 병'이 되었기 때문입니다. 항궤양제의 개발자는 당시의 의사들에게서 꽤나 미움을 받았을 것이라는 설도 있습니다. 하지만 배워야 할 점은, 그들이 더욱 고난도의 수술이 필요한 질환에 도전했다는 것입니다. 그리고 '좀 더 침습이 적은', '환자를 배려한' 수술법을 개발해나갔다는 것입니다.

2) 치과도 변할 수 있을까

치과도 언제까지나 과거의 의료에 집착한다면 점점 살길이 좁아질 뿐입니다. 지금까지는(필자를 포함) '몸과 마음이 건강하며 우식만 있는' 예전과 같은 모델로 치과 치료를 배워왔습니다. '내과 질환이 있으면 치과 질환은 금기'라는 보존과의 교과서조차 있었습니다.

하지만 2018년 현재, 주위를 둘러보면 고령자가 넘쳐나며 한두 가지 이상 질환이 있는 것이 당연한 세상이 되었습니다. 게다가 암이나 심근경색, 뇌졸중 등과 같은 중증질환 환자도 많고 멘탈계 환자들도 증가하고 있습니다. '치과 의사는 치아만'이라고 말하다 보니, 결국 치과 치료도 손을 쓸 수 없는 상황이 되어갑니다.

3) 마음도 볼 수 있는 치과 의사로

현 상황을 타파하기 위한 열쇠는, 지금까지는 '어렵다', '귀찮다'라며 피하던 바로 그 환자에게 있습니다. "자, 입을 벌려주세요"라고만 하면 되는 시대는 이미 끝난 지 오래입니다. 환자의 '마음과 함께하는 치과의료'가 요구되고 있습니다. 자살자의 증가도 사회문제이기에(그림 1-5), 그 게이트 키퍼(gate keeper)의 역할을 치과 의사가 할 수 있을까 하는 점도 사회는 묻고 있습니다.

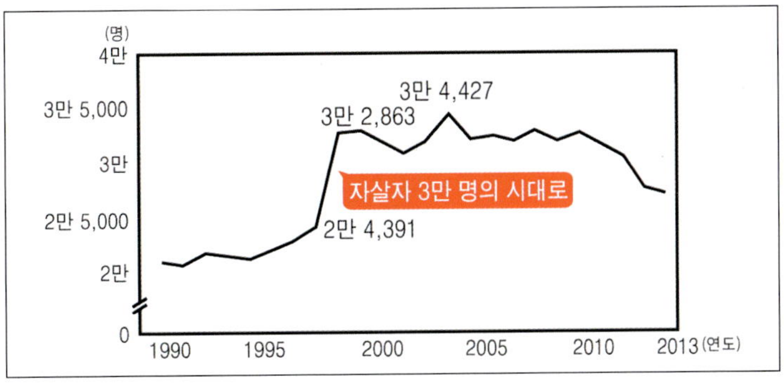

그림 1-5. 일본 경시청의 자살통계에 근거한 자살자 수의 추이(일본 내각부).

6 이것이 멋진 치과위생사

발치만 하던 옛날 치과 의사(실례!)에 비해 신참부터 중견까지의 치과위생사는 꽤나 의지할 만합니다. 예를 들면, 다음과 같은 치과위생사가 있다면 원장도 마음이 편합니다.

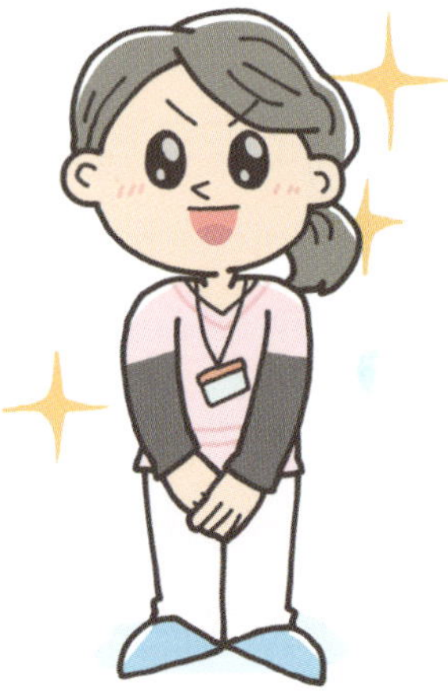

- 접수에서 '멘탈계의 문제'임을 알아챕니다.
- '얼얼하거나 따끔따끔하다'라고 하면 '설통증(glossodynia)'이 생각납니다.
- 입안을 보는 것만으로 AO나 PBS를 알 수 있습니다(AO: 비정형치통, PBS: 교합이상감각).
- '끈적끈적하거나 덕지덕지하다'라고 하면 TBI로는 무리임을 직감합니다.
- 바로 원장과 의료진에 경계경보를 보냅니다.
- 당황하는 원장에게 "미리 문진을 해도 될까요?"라고 묻는 척하면서 정보 수집을 계속합니다.
- 배경문진만으로 환자가 눈물을 흘리고 맙니다(45쪽 참조).
- 바로 티슈를 건네줄 수 있습니다.
- MAPSO문진을 3분 만에 끝낼 수 있습니다(101쪽 참조).
- '이런 환자다'라고 원장에게 귀엣말을 해줄 수 있습니다.
- 원장이 환자의 길디긴 이야기에 헤매고 있다면, "다른 환자 부탁드립니다"라며 구출합니다.
- 원장의 진찰을 "세세한 이야기는 제가 하겠습니다"라고 잘 연계합니다.
- 환자 대응에 지친 원장에게 커피 한잔의 여유를 제공합니다.
- 주머니에 음성기록장치(voice recorder)(claimer대책)를 휴대합니다.
- 환자의 몸과 심리 상태에 맞추어 스케일링할 수 있습니다.
- 환자의 심리상태가 좋지 않은 경우에는 "오늘은 여기까지만 할게요"라고 따뜻하게 말합니다.
- 환자의 이야기에 경청하지 않고 단시간에 "그럼 다음번에 또 뵙겠습니다"라며 퇴실시킵니다.
- 그래도 환자가 그 치과위생사를 지명합니다.
- 정신과와 연계합니다(사이좋은 정신과 간호사가 있습니다).

제 2 장

치과에서 만날 수 있는 '부정수소' - ① 정신질환

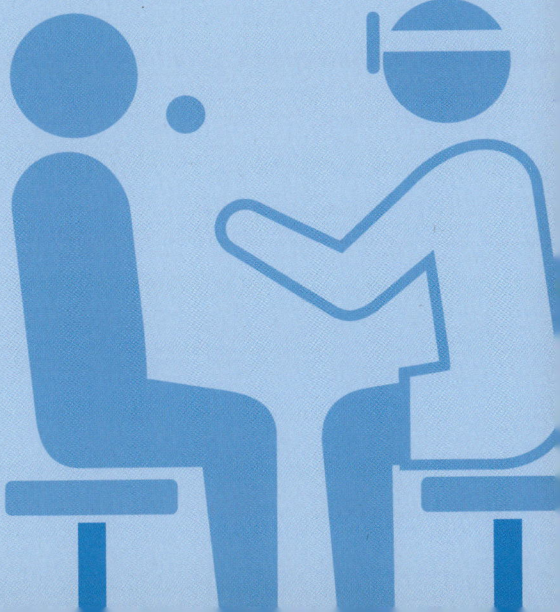

1 치과심신증은 '웬만하면 만지지 않는다', 정신질환은 '적극적으로 치과 치료'를 한다

예전부터 '멘탈계 환자에 대해서는 문제의 원인에 절대 손대지 말라'는 말이 있습니다. 정말 그럴까요? 그 기준이 되는 것은 **'정신과 의사의 치료·관리가 필요한 환자'**인지에 대한 여부입니다.

여러 가지 정신질환이 있지만, **정신과의 주류라고 할 수 있는 조현병(schizophrenia: 정신분열) 환자에게는 적극적인 치과 치료와 구강 보건이 필요합니다.** 그 질환의 특성이나 치료제의 부작용 등에 의해 자기가 스스로 구강위생을 유지하지 못하는 환자가 많기 때문입니다. 이후에도 점점 증가할 인지증(치매)도 마찬가지입니다.

확실히 건강한 사람처럼 딱 들어맞는 기계적인 작업으로는 진료하기 힘들 것입니다. 하지만 이러한 환자일수록 정기적인 치과 진료가 필요하며, 환자나 가족 그리고 정신과 의사 등의 의료진이 치과에 바라는 것입니다.

'곤란해하는 사람에게 필요한 것을 해주자'라는 의료의 본래 목적으로 치과가 돌아감으로써, 폐쇄된 의료계가 죽음 안에서 생을 찾아내는 것이 가능해지지 않을까 합니다.

한편 치과에서 포용해야 할 '치과심신증'의 치과 치료는 신중할 필요가 있습니다.

핵심은 '정신과에서 봐야 할 환자인지 아닌지'를 꿰뚫어보는 것에 있습니다. 정신과 주치의와의 연계는 이후 더욱더 중요해질 것입니다.

이 장에서는 정신과에서 진료해야 할 대표적인 질환인 조현병과 우울증 등을, 제3장에서는 대표적인 치과심신증인 설통증과 비정형치통 등을 설명하겠습니다.

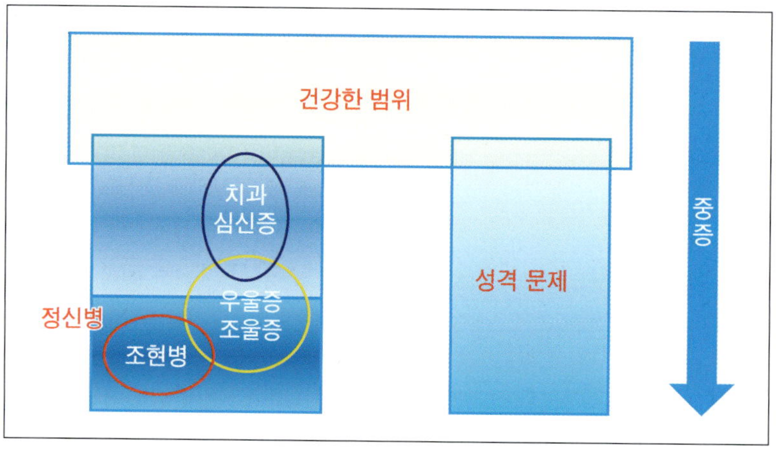

그림 2-1. 치과에서 문제가 되기 쉬운 심리상태.
정신질환에는 '성격의 문제'와 '질환' 등 두 가지 계열이 있다. 질환이란 건강했던 사람이 어느 시점에서 증상을 보이는 경우를 말한다. 그림의 아래로 갈수록 중증이다. 다소 겹치는 부분도 있어서 엄밀하게 구분하는 것이 어려운 경우도 많다.

2 치과에서 만날 수 있는 정신질환

치과영역에서 만날 수 있는 빈도가 높은 정신질환을 표 2-1에 제시하였습니다.

질환의 분류는 일본정신신경과학회에 의한 "정신질환 진단과 통계 편람 제5판(DSM-Ⅴ)"의 병명과 번역 가이드라인(2014년)을 채용하였습니다. 단, 표 안의 일본어는 예전부터 사용한 "DSM-Ⅳ"의 호칭입니다.

(역주: 한자어를 최대한 들어본 듯한 단어로 조정하였습니다.)

표 2-1. 치과영역에서 만날 수 있는 빈도가 높은 정신질환

병명	형태
통합실조증(=조현병) 스펙트럼장애 또는 이외의 정신병성 장애군(schizophrenia spectrum and other psychotic disorders)	① 망상성 장애(delusional disorder) ② 통합실조증(schizophrenia)
양극성 장애(=조울증, bipolar and related disorders)	① 양극 Ⅰ형 장애(bipolar Ⅰ disorder) ② 양극 Ⅱ형 장애(bipolar Ⅱ disorder)
항우울장애군(=우울증, depressive disorders)	① 우울증(대우울증성 장애, major depressive disorder)
불안증군(=불안장애, anxiety disorders)	① 사회불안증(사회불안장애, social anxiety disorder) ② 패닉증(공황장애, panic disorder) ③ 전반불안증(범불안장애, generalized anxiety disorder)
강박증 및 관련군(obsessive-compulsive and related disorders)	① 강박증(강박장애, obsessive-compulsive disorder) ② 추형공포증(신체이형질환, body dysmorphic disorder)
신체증상증(신체표현성 장애, somatic symptom and related disorders)	① 신체증상증(somatic symptom disorder) ② 질병불안증(illness anxiety disorder) ③ 변환증(전환성 장애, conversion disorder)
인격장애군(personality disorders)	① 편집성 인격장애(paranoid personality disorder) ② 반사회성 인격장애(antisocial personality disorder) ③ 경계성 인격장애(borderline personality disorder) ④ 연기성 인격장애(histrionic personality disorder) ⑤ 자기애성 인격장애(narcissistic personality disorder)

3 조현병(통합실조증, Schizophrenia)

Key point

- 정신과와의 연계는 필수
- 반드시 의뢰서를 주고받을 것
- 정기적인 구강 관리
- 심리상태가 좋지 않을 때는 문진을 무리하게 강요하지 않는다.

주의해야 할 키워드

- **약 수첩**(역주: 일본에서는 환자들이 복용하는 약에 대한 설명을 수첩에 기재하도록 되어 있어, 병원을 옮기더라도 이 수첩을 통해 환자들이 복용하는 약을 대부분 알 수 있다)
- **젊은 시절부터 시작된 정신과 진료이력**
- **약간 부자연스러운 느낌**

정의

조현병은 환각이나 망상(잘못된 신념) 등의 이상 체험, 자폐, 감정의 무기복(희로애락의 폭이 좁음)이나 의사소통장애, 충동적인 흥분이나 혼미, 사고장애 등 사고, 기분, 행동에 걸친 광범위하게 비특이적인 고차뇌기능장애가 특징인 원인불명의 정신병성 질환(마음이나 생각이 정리되지 않는 질환)입니다.

발생빈도

거의 100명 중 1명(세계인구의 약 1%)꼴로 걸릴 수 있는 빈도가 높은 질환입니다. 남·녀 비슷한 빈도이며, 10대 후반부터 20대의 젊은 나이에 발생한다고 되어 있습니다.

증상

1. 양성 증상(환각과 망상)
2. 음성 증상(감정 표출의 빈곤, 사고의 빈곤, 의욕 결여, 기본적 사회 기능의 결여)
3. 해체된 행동(혼란한 또는 정리되지 않은 이야기나 기이한 행동)
4. 질환에 대한 인식의 결여(자신의 질환에 대한 자각이 없음, 현실검토능력 결여)

사고장애는 현실 왜곡으로 명확하게 알 수 있으며, 환각과 망상을 보거나 기묘한 신념 또는 마술적 사고 등과 같은 사고의 변화가 생기거나 단편적인 사고를 하게 됩니다. 기분장애에는 상황에 맞지 않거나 빈곤해진 감정반응 등이 있습니다. 행동장애는 무감정인 사회적 은둔자 또는 기이한 활동성 등으로 명백해집니다. **환각**이란 실제에는 없는 것이 감각으로 느껴지는 것입니다. **망상**이란 고칠 수 없는 잘못된 생각을 말합니다. 주위에서 보면, 혼잣말을 하고 있다거나, 실제로는 그런 적이 없으나 욕을 들었다고 하는 등의 피해를 호소하거나, 이야기가 정리되지 않고 지리멸렬하다거나, 다른 사람과 대화하지 않고 혼자 있는 일이 많다는 등의 특징을 보입니다.

원인

가족력이 있다고 알려져 유전적 요인의 관련이 시사되어 왔지만, 현재는 특이한 소인을 가진 사람이 환경이나 심리적 스트레스가 방아쇠가 되어 발생한다는 스트레스-소인설이 가장 많은 지지를 받고 있습니다.

진단

"DSM-Ⅴ"의 진단기준에 근거하여 환자에 대한 관찰과 문진에 따라, 현재 증상에 따라 진단을 합니다.

치료

항정신병 약물(도파민길항제, dopamine antagonist)을 중심으로 한 약물요법과 심리사회적인 개입이 장기간 행해집니다. 약물요법의 목적은, (1) 급성 환각·망상의 진정, (2) 각종 증상의 완화 유도, (3) 증상 해소 후 유지, (4) 환각·망상의 재발방지 등입니다. 항정신병 약물의 부작용으로는 구강 주위의 불수의운동(oral dyskinesia)이 생길 수 있습니다. 자해나 타인에게 피해를 줄 위험이 있는 경우나 증상의 정도에 따라 혼자 생활이 불가능한 경우에는 입원치료를 시행합니다. 또한 약물로써 환각이나 망상을 억제하는 것이 충분한 효과를 얻지 못할 수 있으므로, 심리교육이나 작업치료 등의 각종 정신요법이나 사회기능훈련(social skills training; SST) 등 여러 가지 심리사회적 요법을 병용한 후 사회복귀로의 지원을 해줄 필요가 있습니다.

예후

오랜 기간 치료가 필요하므로 입·퇴원을 반복해야 합니다. 환자의 약 1/3은 정상적인 일상으로 복귀하고, 약 1/3은 명백한 증상을 남긴 채로 사회적응을 하고, 나머지 약 1/3은 현저한 장애가 남아 빈번한 입원이 필요하다고 알려져 있습니다. 시간에 따라 환각이나 망상 등의 양성 증상은 감소하는 경향이 있지만, 위생 상태의 악화, 정서적 반응의 평탄화, 여러 가지 기묘한 행동 등의 음성 증상이 증가하는 경향도 있습니다.

치과 치료할 때의 주의사항

- 기본적으로는 조용하고 순한 환자들이 많으므로 과도하게 걱정할 필요는 없습니다.
- 반드시 정신과 주치의와 연락을 하고 나서 치과 치료계획을 세웁니다.
- 정신과 증상이 일정하다고 할 수 없으므로 병증에 따라 처치 속도를 조정합니다.
- 환자의 가족과도 충분한 대화를 나눕니다(그날 시행한 처치의 내용을 간단하게 전달할 것).

4 우울증과 양극성 장애(Depressive disorder & Bipolar disorders)

Key point

- '우울감'이 심한 경우에는 치과 치료를 자제한다.
- 안정되면 일반적인 처치가 가능하다.
- 양극성 장애는 갑작스레 변한다.

주의해야 할 키워드

- 약 수첩 체크! 항우울제 이외의 약에도 주목
- 정신과 치료를 환자 스스로 중단(치료되지 않았을 때도 있음)한 경우
- 본인은 "괜찮습니다"라고 주장(괜찮지 않은 경우가 많음)

1) 우울증(대우울증성 장애: major depressive disorder)

정의

'우울하다', '기분이 좋지 않다' 등으로 표현되는 우울한 기분과 의욕 저하 등이 일정 기간 병적으로 심각해지는 정신질환입니다. "DSM-Ⅴ"부터, 우울증과 양극성 장애가 따로 분류되었습니다.

분류

원인을 보면 외인성·체인성·내인성·심인성·성격환경요인성 등으로 나뉘는 경우가 있습니다.

발생빈도

일본에서 우울증의 생애이환율은 3~7%입니다. 기본적으로는 중·노년에 발생하는 경우가 많고, 여성에게서 조금 더 많이 발생합니다.

원인

마음이나 환경의 변화, 유전, 세로토닌(serotonin) 또는 노르아드레날린(noradrenalin) 등과 같은 뇌 안의 신경전달물질의 기능이상, 뇌기능 저하 등의 여러 가지 요인이 복합적으로 관여해 발생하는 것으로 보입니다.

진단

(1) 자각증상

① 불면(잠들지 못함, 새벽에 깸, 세세한 것이 신경 쓰임)

② 식욕부진과 체중감소(식욕이 없음, 성욕이 없음, 급격히 살이 빠짐)
③ 우울한 기분(우울, 기분이 무거움, 기분이 가라앉음, 슬픔)
④ 기쁨·흥미의 소실(좋아하는 일을 즐기지 못함, 의욕감소)
⑤ 권태감(몸이 무거움, 피곤함, 기운이 없음)
⑥ 집중력 저하(집중력이 없음, 끈기가 없음)
⑦ 판단력 저하(결정장애, 식단을 생각하지 못함)
⑧ 신경질(짜증, 괜한 불안감)
⑨ 자책감(과도한 죄책감, 심하게 자책함)
⑩ 죽음을 생각함(일을 나쁜 쪽으로 생각함, 죽고 싶어짐)
⑪ 신체증상[두통, 어깨뭉침, 복부불편감, 변비, 어지러움, 입안마름증(구강건조증), 아침에 힘들고 저녁이 되면 조금 나아짐]

(2) 주변에서 본 증상

'표정이 어둡다', '잘 운다', '반응이 늦다', '침착하지 못하다', '음주량이 증가한다' 등의 증상이 있습니다.

진단

우선 우울한 기분과 흥미·기쁨의 상실이라는 두 가지 증상 가운데 적어도 한 가지 증상이 2주간 이상 지속되는 것이 관찰됩니다. 더욱이 수면장애, 식욕저하, 쉽게 피로함, 전신권태감, 의욕감소, 자책감, 자살 생각 등의 증상이 확인되었을 때에 각 개인의 생활이나 문화적 규칙 등까지도 종합적으로 판단하여 우울증으로 진단합니다.

치료

몸이 원인이 되거나 약제에 의한 경우에는 원인이 되는 질환의 치료나 약물의 중지가 검토됩니다. 약물요법으로는 항우울제가 사용됩니다. 하지만 난치성인 경우에는 항정신병 약물이나 항전간제(신경안정제) 등이 병용됩니다. 필요에 따라 인지행동요법 등의 정신요법이나 환경요인 조절도 병용됩니다.

예후

'내인성 우울증'이나 '다른 정신질환과 연관되지 않는다'라고 진단되는 우울증은 항우울제가 유효한 경우가 많고 완치 확률이 높습니다. 한편, '심인성 또는 성격환경요인성'으로 진단되는 경우는 환경을 어느 정도 조정할 수 있는지, 본인이 자신의 성격이나 상황에 대한 대응을 주치의와 함께 어느 정도 바꾸어 나갈 수 있는지에 따라 결과가 크게 달라집니다.

2) 양극성 장애(Bipolar disorder)

정의

기분의 고양, 과도한 행동양상(조증상태)과 낙담(울증상태)을 반복하는 정신병입니다(우울증보다 무거운 질병임).

분류(그림 2-2)

조증상태의 정도에 따라 Ⅰ형과 Ⅱ형으로 분류됩니다.

- 양극성 Ⅰ형 장애(bipolar Ⅰdisorder): 입원이 필요할 정도로 격하고, 방치할 수 있는 조증과 울증을 반복하는 상태입니다.
- 양극성 Ⅱ형 장애(bipolar Ⅱdisorder): 본인도 주위도 곤란하지 않을 정도의 가벼운 조증과 울증을 반복하는 상태입니다.

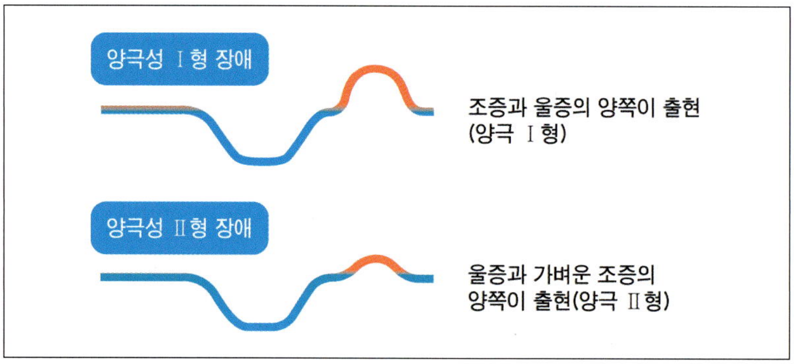

그림 2-2. 양극성 장애의 분류.

발생빈도

양극성 Ⅰ형 장애의 생애이환율은 1%로 조현병과 비슷한 정도입니다. 우울증의 1/10 정도에서 양극성 장애를 보입니다. 남·녀의 비율은 거의 동등합니다. 대부분은 청년기부터 조증이 관찰됩니다.

원인

명확한 원인은 밝혀지지 않았지만, 정신질환 중에서도 뇌나 유전자와 같은 신체적인 근거 요소가 가장 강한 질환으로 보입니다.

증상

현재만이 아니라 과거에도 이하와 같은 조증 또는 가벼운 조증이 확인됩니다.

① 조증: 이상할 정도로, 지속적으로 고양되어, 자존심이 높아지고, 쉽게 화내는 상태가 1주간 이상 지속됩니다.

② 가벼운 조증: 조증과 비슷하지만, 정도는 그렇게 심하지 않고, 적어도 4일 이상 고양된 상태가 지속됩니다. 또는 통상의 우울하지 않은 상태와는 명백히 다릅니다.

구체적으로는 다음과 같은 증상이 전형적입니다.

③ 주의태만(distractibility): 화제가 계속 바뀝니다.

④ 불면(insomnia): 고양감, 상쾌한 기분, 자지 않아도 괜찮습니다.

⑤ 과장(grandiosity): 자존심이 높아지고, 화내기 쉬워지고, 공격적이 됩니다.

⑥ 사고의 비약(flight of ideas): 생각이나 계획이 계속 떠오릅니다.

⑦ 행동(activity): 활동성의 항진 또는 가만히 있지 못하며 옷차림이 화려해집니다.

⑧ 말이 많아짐(speech): 말이 많아지고 빠르게 하며, 화법이 압도적입니다.

⑨ 경솔(thoughtlessness): 조심성이 없어지고 제멋대로며 행동의 조절이 어렵습니다. 낭비, 도박, 충동적 여행 등과 같은 특징을 보입니다.

진단

이 질환의 환자가 울증상태로 내원했을 때에는 감별이 중요합니다. 과거에 있었던 조증이나 가벼운 조증의 유무, 현재의 심각한 정도나 정신병 등과 같은 특징의 유무 등을 고려하여 신중하게 진단합니다. 인격장애와의 감별도 어렵습니다.

치료

기분안정제[리튬(lithium)이나 발프로산(valproic acid) 등]나 항정신병 약물이 주로 사용됩니다. 반드시 곧바로 효과가 나타나는 것은 아니며 병태의 안정까지 수주가 필요한 경우도 있습니다. 아무튼 조증상태일 경우에는 환자에게 치료의 필요성을 인식하게 하는 것도 힘들며, 심리교육이나 정신요법이 병용됩니다.

예후

양극성 장애는 Ⅰ형, Ⅱ형 모두 울증상태의 재발이 많고, 아주 오랫동안 치료가 필요한 경우가 많습니다.

치과 치료할 때의 주의사항

① 우울증은 거의 문제가 없지만, 상태가 좋지 않을 경우에 치과 처치를 받게 되면 만성 통증이나 체감이상[cenesthopathy(촉각 환각)]과 같은 증상을 호소하는 경우가 있으므로 주의가 필요합니다.

② 환자에게서 '양극성 장애'라고 미리 이야기를 들으면, 반드시 정신과 주치의와 연락해야 합니다.

③ 리튬 복용 중인 환자에게는 비스테로이드 항염증제(NSAIDs: Loxonin 등) 처방에 주의가 필요합니다.

(역주: NSAIDs는 신장에서의 프로스타글란딘(prostaglandin) 합성 억제에 의해 혈청 내의 리튬 농도를 증가시키고 신장에서의 배설을 감소시켜, 리튬의 작용이 과도하게 증강될 수 있으므로 약물 감량 및 독성 징후 관찰이 필요합니다.)

5 불안증(불안장애, Anxiety disorders)

Key point

- 치과치료공포증 안에 혼재되어 있다.
- 중증인 경우는 정신과와 연계하여 치료한다.
- 1회 처치는 단시간 내에 하고, 진료 횟수를 늘린다.
- 심미치료는 주의가 필요하다.

주의해야 할 키워드

- 심장이 쿵쾅거림
- 극도의 공포, 과도한 걱정
- 같은 질문의 반복, 대화가 진전이 없음, 요점이 없음

정의

불안이 병의 중심에 있는 질환으로, 원래는 심인성 질환을 의미하는 '신경증'[이전의 '노이로제(neurosis)']으로 불리던 것입니다. "DSM-Ⅴ"부터 강박증(강박성 장애)이 따로 분류되었습니다.

분류

주로 불안증은 다음과 같이 분류됩니다.

① 패닉증(공황장애, panic disorder): 자연적으로 발생하는 갑작스러운 동요나 호흡곤란 같은 패닉발작과 그 발작이 생기지 않을까 하는 걱정에 의한 불안을 말합니다. 발작 시에는 '죽을 것이다', '미칠 것이다' 등과 같은 강한 불안을 동반합니다.

② 전반불안증(범불안장애, generalized anxiety disorder): 현실의 상황, 생기는 일 등 모든 것을 과도하게 걱정합니다.

③ 만성 통증(사회불안장애, social anxiety disorder): 심각한 긴장증, 얼굴이 빨개지거나 목소리가 갈라지는 것도 포함됩니다.

④ 특정공포증(specific phobia): 고소, 폐쇄, 피를 봄, 주사를 맞음 등의 특정한 상황에서 문제가 될 정도로 특별한 공포를 느껴 피하게 됩니다. 치과치료공포증은 여기에 포함됩니다.

발생빈도

패닉증(PD)의 생애이환율은 약 2.5%, 전반불안증(GAD)은 약 5%, 사회불안장애(SAD)는 13.3%, 특정공포증은 7.2~11.3%입니다.

원인

가족 연구에서 유전성이나 체질적 소인이 시사됩니다. 또한 다수의 환자들에게서 증상이 발생하기 전에 인생에서의 커다란 변화가 보고되었습니다. 대부분 유전적 소인, 환경, 스트레스 요인 등과의 상호작용에 의해 발생하는 것으로 보입니다.

증상

패닉증은 패닉발작에서 시작하여, 발작을 반복해 가면서 발작이 없을 때에 예기불안이나 광장공포 등과 같은 증상이 생기게 됩니다. 하지만 장기화하는 우울증을 동반하는 경우도 많다고 알려져 있습니다.

(역주: 예기불안이란, 미래의 어떤 상황이나 사건을 떠올리게 되면 불안감이 증가하는 증상을 말합니다.)

진단

"DSM-Ⅴ"의 진단기준에 따릅니다. 다수의 부정수소(불면, 두통, 피로 등)를 보이며, '신경질적'이고 '사소한 것도 걱정함' 등과 같이 자극에 과민한 환자에게서는 이 병을 미리 염두에 둡니다.

치료

약물요법은 벤조다이아제핀계 약물(benzodiazepine)과 항우울제(selective serotonin reuptake inhibitor; SSRI)가 주로 사용됩니다. 심리요법에서는 인지행동요법에 의한 심리교육, 불안의 지속적인 관찰, 호흡훈련, 인지재구성법, 공포 원인으로의 단계적인 노출 등이 유효하다고 알려져 있습니다.

예후

경과는 만성적으로 재발을 반복합니다. 나이가 들어감에 따라 증상이 감소하는 경우도 있습니다. 약물요법과 정신요법의 조합을 이용하면 대부분 예후가 양호합니다.

치과 치료할 때의 주의사항

치과치료공포증 항목을 참조(37, 38쪽)

6 강박증(강박증 장애) 및 관련군(Obsessive-compulsive and related disorders)

분류

① 강박증(강박성 장애, Obsessive-compulsive disorder)

② 추형공포증(신체이형질환, Body dysmorphic disorder)

1) 강박증(강박성 장애, Obsessive-compulsive disorder)

Key point

- 멈출 수 없다, 끊을 수 없다(새우깡, 멈출 수 없는 맛……).
- 세세한 일에 대해 집착한다.
- 알고 있지만 멈추지 않는다.

주의해야 할 키워드

- 알고 있지만 요점이 없음
- 귀찮을 정도로 호소함
- 딱딱하고 너무 꼼꼼함

정의

강박관념(obsession)과 강박행위(compulsion)를 주된 증상으로 하는 질환입니다. 강박관념이란, 자기 스스로 바보 같다고 생각하면서도 자신의 의도와는 반대로 계속 머릿속에서 떨쳐지지 않고 반복적으로 떠오르는 '사고나 충동 및 이미지'를 말합니다. 강박행위는 그 바보 같음과 과도함을 스스로 인식하여 멈추고 싶어도, 부추겨지는 듯 행하게 되는 '행위'를 뜻합니다.

발생빈도

생애이환율은 2~3%로서 남·녀의 비가 거의 같습니다. 평균 발생 연령은 약 20세입니다.

원인

강박증에 대해서는 그 원인이나 발생에 관한 특이적 요인이 아직 밝혀지지 않았다. 다만, 대인관계나 업무상 스트레스, 임신·출산 등의 라이프 이벤트가 발생의 이유가 될 수 있습니다. 이에 더해 어떠한 취약 요인, 예를 들면 뇌의 생물학적 소인 또는 성격 등의 심리적 요인과의 상호작용에 의해 발생하는 것으로 보입니다.

증상

① 확인(checking): 예) 외출 시 가스 밸브나 현관 또는 창문을 제대로 잠그고 나왔는지 걱정되어 확인을 반복합니다.

② 오염·세정(washing): 예) 화장실을 다녀온 뒤, 위생이 염려되어 손 씻기나 샤워를 반복합니다.

③ 숫자 세기(counting): 눈에 보이는 숫자가 신경 쓰여 계속 셉니다.

진단

"DSM-V"의 진단기준을 바탕으로 필요에 따라 예일-브라운 강박척도(Yale-Brown obsessive compulsive scale; Y-BOCS) 등의 심리검사가 보조적으로 함께 사용됩니다.

치료

강박장애의 주된 치료는 항우울제(SSRI)를 중심으로 한 약물요법 및 인지행동요법입니다. 약물요법은 항우울제와 세로토닌 및 노르에피네프린 재흡수 억제제(serotonin norepinephrine reuptake inhibitor; SNRI)가 첫 번째로 선택되어야 할 약물이지만, 우울증보다 좀 더 많은 용량이 필요한 경우가 많습니다.

예후

강박장애의 예후에 관해서는 20~30%가 뚜렷한 개선을, 40~50%가 중등도의 개선을 보이고, 나머지 20~30%는 증상이 지속되거나 악화된다고 합니다. 난치성 증례도 가끔씩 보입니다.

2) 추형공포증(신체이형질환, Body dysmorphic disorder)

Key point

- 교정이나 심미치과에서 주의가 필요하다.
- 매혹적인 사람이 많다.
- 심미치료에 만족하기가 어렵다.

주의해야 할 키워드

- 거울로 여러 번 확인
- 심미치료에 만족하지 않음

정의

자기 신체의 전부 또는 일부의 외견에 대해 결함이 있는 것이 아닌가 하는 신념을 갖는 질환입니다.

발생빈도

사춘기부터 성인 초기에 발생하며, 남·녀의 차이는 없습니다.

원인

특정되어 있지 않지만, 유전적인 소인이나 태어나고 자란 환경이 질환의 발생과 관련 있는 것으로 보입니다.

증상

타인은 의식할 수 없는 세세한 신체적인 결함에 얽매여 '자신을 추하다'고 마음대로 결정하고 고뇌합니다. 거울을 통한 확인, 과한 옷차림, 카무플라주(camouflage) 등을 빈번하게 반복하고, 사회생활에 지장이 생깁니다. 자기 자신도 불합리한 고뇌라고 생각하지만 스스로 조절하지 못합니다.

진단

"DSM-V"에 기초하여 객관적인 소견에 맞지 않는 용모에 관한 환자의 호소를 확인합니다.

치료

항우울제(SSRI) 등의 세로토닌 작용 약물은 50%의 환자에게서 유효하다고 하며, 미용성형외과나 치과·구강외과적 치료에서는 대부분 유의미한 효과를 보이지 않습니다. 오히려 새로운 '결점'이 생겨 상황을 악화시킵니다. 악교정 수술의 적용에는 본 질환의 감별이 매우 중요합니다.

예후

신체에 대한 집착이 몹시 강한 환자의 경우에는 정신과 진료도 난항을 겪을 때가 있습니다. 구강외과나 성형외과 등의 진료를 반복하면서 만성적인 경과를 보이거나 2차적인 우울증과 망상적 확신에 도달하는 경우도 있습니다.

치과 치료할 때의 주의사항

① 이쪽도 고집을 피우지 말아야 합니다.
② 치아에 대한 저주를 걸지 않습니다(51, 52쪽 참조).
③ '해보지 않으면 모른다'에 주의합니다(76쪽 참조).

7 인격장애(Personality disorders)

Key point

- 보통 사람과는 다르게 이해를 하는 경향이 있다는 것에 주의한다.
- 할 수 있는 것과 할 수 없는 것을 명확하게 구분해야 한다.
- 과도한 요구에는 법적인 대응도 염두에 두어야 한다.

주의해야 할 키워드

- 처음에는 매력적인 사람
- '이렇게 잘 해주시는 분은 처음이에요!'
- 괜히 서비스해주고 싶음
- 갑자기 바뀌어 공격해옴
- 손목의 상처

정의

인격이란 사람이 여러 가지 상황에서 어떻게 느끼고, 생각하고, 행동하는지에 따라 나타나는, 개인의 독자적인 일관된 체험이나 행동양식의 총체입니다.

그 인격의 치우침(편중)에 의해 대부분의 사람들과는 다른 반응이나 행동(인지, 감정, 충동조절, 대인관계 등)을 하여 본인이 힘들어하거나 주변 사람들이 곤란해지는 경우를 인격장애라고 하고, 특징의 차이에 따라 다음과 같이 분류됩니다.

분류

대표적인 인격장애의 종류는 다음과 같습니다.

① 편집성 인격장애(망상성 인격장애, Paranoid personality disorder)

광범위한 불신과 의심이 특징적입니다(세상은 위험하여 믿을 수 없으므로 음모 등을 경계하며 자기 자신을 숨깁니다).

② 반사회성 인격장애(Antisocial personality disorder)

반사회적이고 충동적이며 상대방을 신경 쓰지 않는 행동이 특징적입니다(사춘기를 지나 이기적이고 조작적인 성인이 되어 사람을 속이지만 주변 사람들은 알기 어렵습니다).

③ 경계성 인격장애(Borderline personality disorder)

감정이나 대인관계의 불안정함 또는 충동행위가 특징적입니다(다른 사람에게 과한 기대를 걸다가 비현실적인 요구에 의해 멀어지거나 상실감을 체험한 후 자해행위에 이르는 경우가 있습니다. 자신의 감각이나 인간관계가 불안정하여 충동적인 측면이 있습니다).

④ 연기성 인격장애(Histrionic personality)

다른 사람들의 주목을 끄는 화려한 외견이나 과한 행동이 특징적입니다(자기과시성이 강하고, 이때 현재 연기하는 캐릭터에 따라 영향을 받고, 대담하게 행동합니다).

⑤ 자기애성 인격장애(Narcissistic personality disorder)

오만하고 거만한 태도를 보이며 자기평가에 강하게 집착하는 것이 특징적입니다(다른 사람들에게 칭찬을 요구하고, 자신의 특별함을 과시하며 유명인과의 관계에 대해 허풍을 치거나 전설적인 인물인 것처럼 하여 다른 사람의 입장은 고려하지 않습니다).

발생빈도

유병률은 일반 인구의 0.5~7.5%, 외래환자의 2~10%로 알려져 있습니다.

원인

유전적 요인의 관여나 발달 조기의 여러 가지 가정문제가 존재하는 경우가 많다고 알려져 있습니다. 반사회성 인격장애에서는 뇌손상 또는 기능부전이 시사됩니다.

임상증상

위와 같은 특징에 따라 여러 가지 사회적 기능에 문제가 생겨 본인 또는 주변 사람들이 괴로워합니다.

진단

인격장애는 일정한 증상이 일정기간 지속되는 '병'이 아니라 개인의 본성에 문제가 있는 것으로, 발생연령이 젊고 지속적이어야 합니다. 각 장애의 특징을 진단기준에 따라 신중하게 판단합니다.

우시지마(Ushijima)*에 따르면, 우선 '다른 사람과의 경쟁을 좋아하는가'를 질문하여 '경쟁을 원하지 않는다'고 답하면, 그다음으로 '혼자 있는 것을 좋아하는가'를 묻습니다. 반면 '경쟁을 좋아한다(승패에 과하게 민감함)'고 답하는 경우는 '심하게 감정적이 되거나 죽고 싶어지는지' 또는 '쉽게 자책하게 되는지' 등을 진단흐름도(그림 2-3)에서 대부분 파악할 수 있다고 합니다.

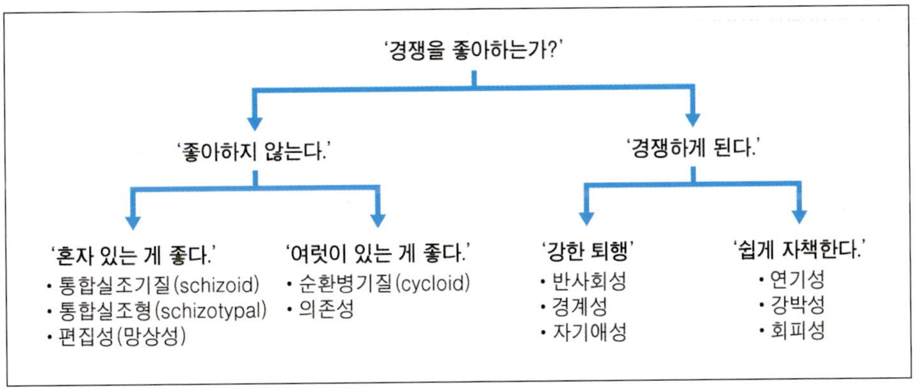

그림 2-3. 인격장애의 진단흐름도(제2장 문헌 2*에서 수정)

치료

치료는 정신요법을 중심으로 시행됩니다. 약물요법은 신경안정제나 항우울제(SSRI) 또는 소량의 항정신병 약물 등이 인격장애와 동반된 우울증이나 불안의 완화, 다른 정신 증상에 대한 대증요법으로서 보조적으로 사용됩니다.

예후

일부 인격장애는 30, 40대까지 상태가 개선되는 경향(만숙현상)이 있다고 합니다. 그것은 나이가 듦에 따라 나타나는 생리적인 영향일 뿐만 아니라, 다양한 사회경험을 통해 사람들과 접촉함으로써 세상에는 여러 가지 삶의 방법이나 생각의 차이가 있다는 것을 깨닫고, 그것을 학습하게 되기 때문인 것으로 보입니다.

치과 치료할 때의 주의사항

① 조금 더 처치해주고 싶어지기 쉬우므로 자제합니다.
② 차트를 꼼꼼하게 기록합니다('말했다' 또는 '아니다'를 피해야 함).
③ 의료진 간에 정보를 공유합니다.
④ 안 되는 건 안 된다고 의연하게 대응합니다.

만약 당신의 가족이라면, 어떻게 해주길 바라나요?

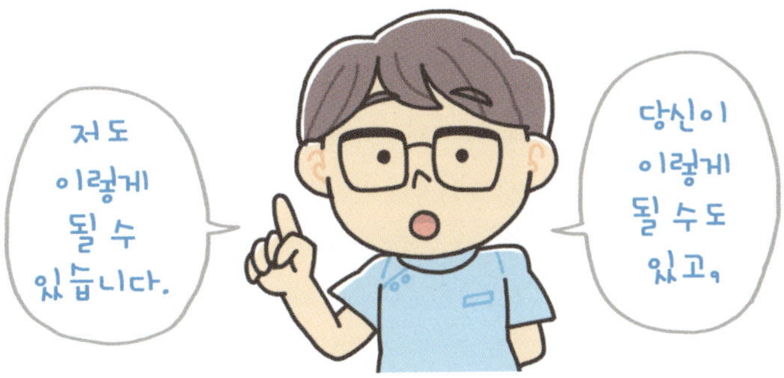
저도 이렇게 될 수 있습니다.
당신이 이렇게 될 수도 있고,

환자 측의 시점을 잊지 않도록!

칼럼 정신질환과 치과심신증의 구분은?

다음 장부터 이야기하게 되는 치과심신증은 기본적으로는 치과에서 치료해야 하고 관리해야 할 질환입니다. 하지만 각 질환의 30~40%에서 이 장에서 설명한 어느 하나의 정신질환을 동반하고 있을 것으로 추측됩니다. 예를 들면, 치과치료공포증이지만 패닉증도 있는 환자가 3명 중 1명꼴로 보입니다.

원래 치과심신증 환자에 대해 어떻게 대응할 것인가에 대한 논의에서 혼란을 일으킨 원인 중 하나가 여기에 있습니다. 일부 치과 의사들은 이러한 환자들을 '모두 정신과로 보내야 한다'고 주장하였습니다. 하지만 70%의 환자들은 '정신과 질환이 아니다' 또는 '치아 문제니까 치과에서 치료해야 한다'면서 정신과에서 튕겨져 나오는데, 그렇다고 해서 통상적인 치과 처치로 개선되지 않을뿐더러 오히려 악화되어 대응하기 어려워지는 것이 치과심신증 환자들입니다.

'어떻게 구별하면 되는가'보다 '이 환자에게는 어떻게 하는 것이 가장 좋은가'라는 것을 최우선시 해야 한다고 생각합니다.

우선은,

① 치과심신증인지 의심할 것(통상적인 처치로 가능할 것인지를 보기 위해)

다음에,

② 어떤 정신질환이 숨겨져 있는지 확인할 것

마지막으로,

③ 정신과 치료가 따로 필요한지 또는 자신이 전부(치아도 마음도) 치료할 것인지에 대한 의사결정

등과 같은 단계가 필요할 것으로 보입니다.

①을 위해 이러한 병이 있다는 것을 알아야 합니다(다음 장 참조).

②를 위해 배경문진·MAPSO문진 체크 항목(부록 (PIPC))이 있습니다.

③은 ②의 결과를 통해 치과 의사들의 경험과 병원의 역량(capacity)(의지할 만한 치과위생사 등)을 고려하면 저절로 답이 나옵니다. 또한 임상경험의 축적과 함께 대응할 수 있는 능력이 점점 올라가게 되는 것입니다.

'어디부터가 정신과이고, 어디까지가 치과인가?'

이 경계선을 긋기 위해 필요한 것은 배제를 전제로 하는 감별진단이 아니라, 치과 의사 스스로가 '어느 정도로 환자에게 공헌할 수 있는지'가 판단기준이며, 그것은 여러 가지 요인에 따라 변동될 수 있을 것으로 보입니다.

제 3 장

치과에서 만날 수 있는 '부정수소'－② 치과심신증

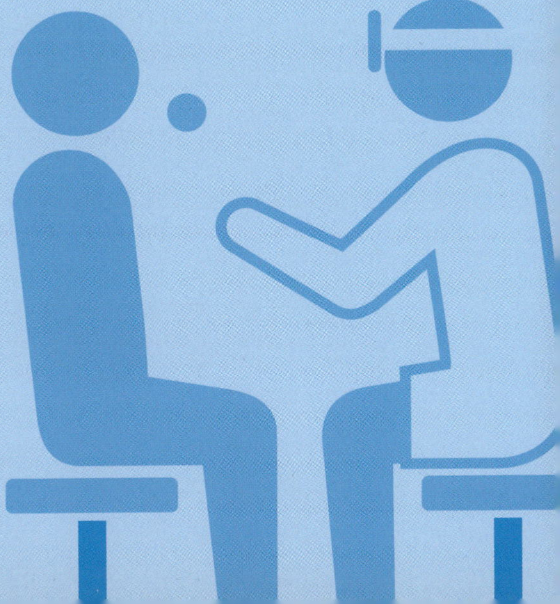

1 설통증(Burning mouth syndrom / Glossodynia)

Key point

- 항우울제를 이용한 만성 통증 치료
- 미각이상 또는 구강건조감의 그림자에 숨은 설통증
- 설암만은 놓치지 말자.

주의해야 할 키워드

- 얼얼, 따끔따끔
- 만성 통증, 구강건조감, 미각장애, 설암, 항우울제

정의

혀나 구강점막의 작열통·불쾌감이 낫지 않는 증후군입니다.

발생빈도

중·노년 여성이 80%를 차지합니다. 많은 환자들이 성실하고 꼼꼼하며 노력하는 사람들입니다. 젊었을 때 두통을 겪은 환자는 전체의 40~50%에서 관찰됩니다. 중증(조현병 등)의 정신과 질환과 동반하는 경우는 아주 드문 확률입니다.

원인

아직 확실히 알려지지 않았습니다. 전신적·국소적 요인, 중추·말초의 신경장애성 통증이나 심리적 요인 등 여러 가지 원인에 의해 나타나는 증후군으로 추측됩니다(그림 3-1).

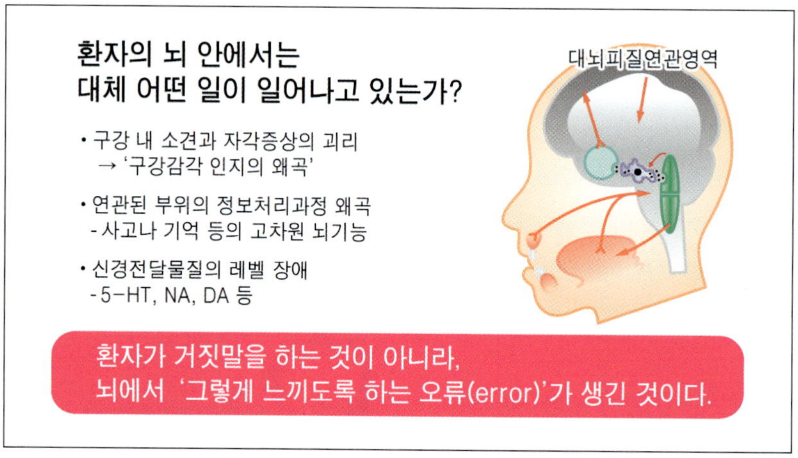

그림 3-1. 치과심신증의 병태 가설.

증상

① 혀나 구강점막(입천장, 뺨, 입술 등)이 얼얼하고, 따끔따끔한 작열통이나 마비감('데인 것 같은', '이가 갈리는 듯한' 자발통)이 있습니다.
② 3개월 이상 지속됩니다.
③ 아침에 일어났을 때보다 오후 또는 저녁에 악화됩니다(하루 사이의 변화).
④ 식사에는 지장이 없거나 통증이 조금 덜해집니다.
⑤ 식사는 뜨거운 것이나 매운 것이 불편할 때가 있습니다.
⑥ 야간에 통증으로 깨는 일은 없습니다.
⑦ 약 60%에서 미각장애(쓰다, 맵다, 맛이 없다) 등을 동반합니다.
⑧ 반 이상에서 구강건조감이나 거친 느낌을 동반합니다.
⑨ 치과 치료가 통증의 계기가 되는 경우가 많습니다.
⑩ 의치를 장착하면 통증이 심해지는 경우가 있습니다.

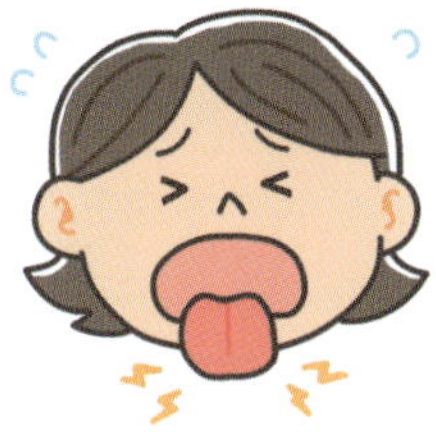

치료

예전부터 소량의 항우울제나 항전간제의 유효성이 알려져 있어 아미트립틸린(amitriptyline: 삼환계 항우울제)이나 클로나제팜(clonazepam: 항전간제) 등이 널리 사용되고 있습니다. 이것들은 정신에 직접 작용하지 않고 만성 통증에 대한 효과를 발휘하는 것으로 알려져 있습니다.

비약물치료로는 인지행동요법(cognitive behavioral therapy; CBT)도 유효하다고 되어 있어 단독 또는 약물요법과 병용됩니다. 치면의 연마나 가글, 스테로이드 연고, 한방약 등은 거의 효과가 없습니다.

예후

기본적으로 괜찮은 편이지만 일반적으로 자연 치유는 어렵다고 알려져 있습니다. 60~70%의 환자는 항우울제 등에 반응하여 양호한 예후를 기대할 수 있습니다.

정신적인 요소가 강한 환자에게는 약효를 기대하기 힘든 경우가 있습니다. 전문적인 심리요법이 병용되면 예후가 개선됩니다.

칼럼 만성 치통·설통의 치료 포인트

당황해 하지 말고 천천히 치료해나갑시다. 환자에게 병이나 치료에 대한 설명도 초진부터 너무 많이 해주지 않도록 해야 합니다. 급하게 해나갈 필요는 없지만, 목표를 명확히 세우고 알려줍니다. 치유되는 양상, 치유되고 난 이미지 등 의사와 환자가 목표를 함께하면 헤매지 않습니다.

통증이 경감된 환자들이 '아직 이만큼 통증이 남아 있다'라고 하지만, 이만큼 나았다고 해도 전달되지 않습니다. 산꼭대기까지의 높이보다 여기까지 올라온 등산길을 다시 돌아보도록 합니다. "자, 조금만 더 힘내봅시다!"라고 격려해주도록 합니다.

2 비정형치통(Atypical odontalgia / Phantom tooth pain)

Key point

- '우선 근관치료부터'는 엄금!
- '치아의 신경통(neuralgia)'이라고 설명한다.
- 기본은 약물요법이다.

주의해야 할 키워드

- 난치성 치통
- 치과 처치를 반복한 병력
- 국소마취 효과 없음

정의

원인불명의 만성 치통입니다. 발치 부위에도 생기는 경우가 있습니다.

발생빈도

발수나 발치를 받은 환자의 1.6%에서 발생한다고 합니다. 30~50대 여성에게서 많이 나타나고, 절반 이상은 두통을 호소합니다. 빈번히 발생하는 부위는 구치부입니다.

원인

여러 말초 및 중추신경계의 기능 변화, 수용이 잠재되어 있는 것으로 보입니다. 정신질환에서 치통을 호소하는 경우는 드뭅니다.

증상

① 지속성(3개월 이상)이며, 하루 중에 증상의 변화가 있거나 부위가 바뀝니다.
② '둔한 통증', '쑤시는 통증'이나 '무거운 느낌'으로 표현하는 경우가 많습니다.
③ 각종 검사에서는 이상이 보이지 않습니다. 일반적으로 한랭·온열 자극에는 영향을 받지 않고, 타진통이나 교합통도 보이지 않습니다. 식사도 지장이 적은 경우가 많습니다.
④ 가끔 통증을 호소하여 발치하지만, 통증은 옆의 치아로 옮겨갑니다.
⑤ 치과 치료, 비스테로이드 항염증제(NSAIDs)나 국소마취는 일반적으로 무효합니다(그림 3-2).

치료

약물요법으로는 주로 항우울제나 항전간제를 이용한 통증 조절을 계획합니다. 심리요법 등도 병용함

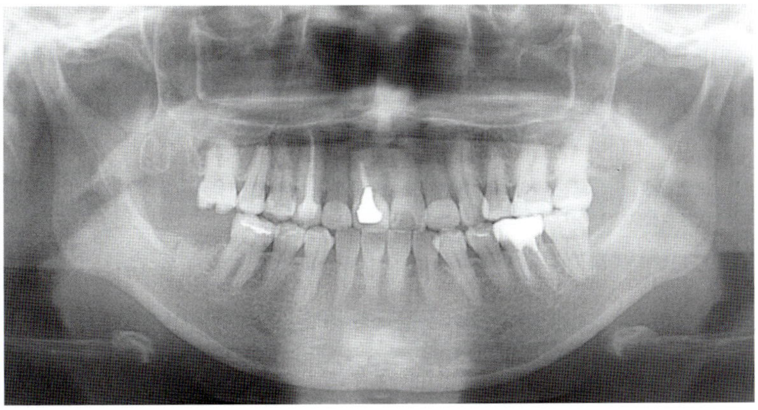

그림 3-2. 발치를 반복한 40대 여성.
미국에 있는 동안 치통이 생겨 '충치' 같다고 이야기하니, 현지의 치과에서 #17, 18, 47을 발치하였다. 하지만 그 후에도 통증은 줄지 않았다.

으로써 통증으로 불편했던 일상생활을 조금씩 되찾아가도록 환자에게 교육하는 것이 중요합니다.

치료의 목표를 통증의 '소실'에 두는 것이 아니라, 통증이 '일상생활에 불편하지 않은 정도'가 되도록 설정하는 것이 현실적입니다.

예후

항우울제나 항전간제에 의해 2/3 정도의 환자에게서 제법 통증이 줄어들고, 10% 정도에서는 통증의 소실을 보입니다. 약이 듣지 않는 환자들 중에는 가끔씩 심각한 정신질환이 숨겨져 있는 경우가 있습니다.

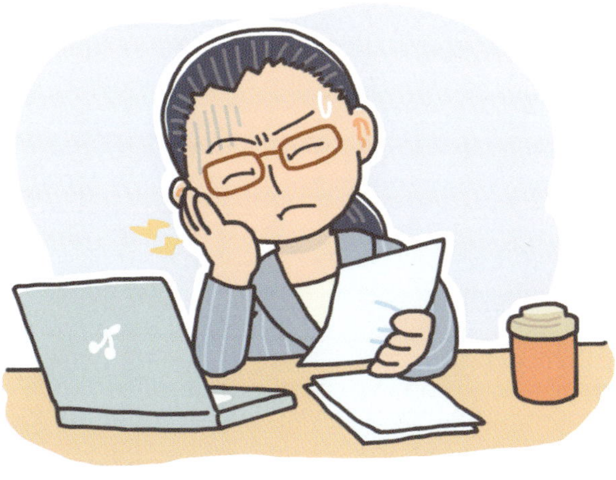

겨우 치통이지만, 그래도 치통!
일상생활에 끼치는 영향은 생각보다 크다.

3 교합 관련 부정수소(Phantom bite syndrom)

Key point

- 치과심신증의 끝판왕이다.
- 치과 치료를 끝낼 수가 없다.
- 소송 위험도 높다.

주의해야 할 키워드

- '교합이 맞지 않다'고 호소
- 다수의 치료병력(흔적)
- 교합조정을 하면 함정에 빠짐

정의

통상적인 치과 처치로는 개선되지 않는 교합의 이상감각이나 그에 관련된 다양한 전신적 부정수소를 보이며, '교합수정'을 원하여 여러 곳의 치과를 옮기게 되는 증후군입니다.

치과심신증 중에서도 가장 어렵고, 치료를 위해 가장 많은 노력이 필요한 증후군입니다.

발생빈도

여성에게서 조금 더 많이 나타나며, 꼼꼼하고 완벽주의자이거나 지적 수준이 높은 사람에게서 많이 나타나는 것으로 보입니다.

원인

정신병이라기보다 교합감각의 '뇌 내 정보처리과정의 장애' 가능성이 시사됩니다.

증상

① 여러 번 조정해도 해소되지 않는 강한 교합이상이 있음을 호소합니다. '어디로 씹어야 할지 모르겠다'는 교합의 불안정함을 호소합니다(6, 65쪽 사진 참조).

② 보철 치료나 교정 치료의 완성 직전에 대부분 발생합니다.

③ 환자는 자기 자신이 내린 진단에 기초한 치과 치료를 강하게 요구합니다.

④ 치과적인 이상을 찾을 수 없다거나 과도한 교합조정을 받은 치아가 존재합니다.

⑤ 전신적 부정수소(머리 무거움, 어지러움, 어깨결림, 요통, 권태감 등)를 보입니다.

⑥ 환자는 치아와 전신 증상의 잘못된 관련성을 호소합니다.

⑦ 과거의 사진이나 치열모형 또는 임시의치 등을 지참합니다.

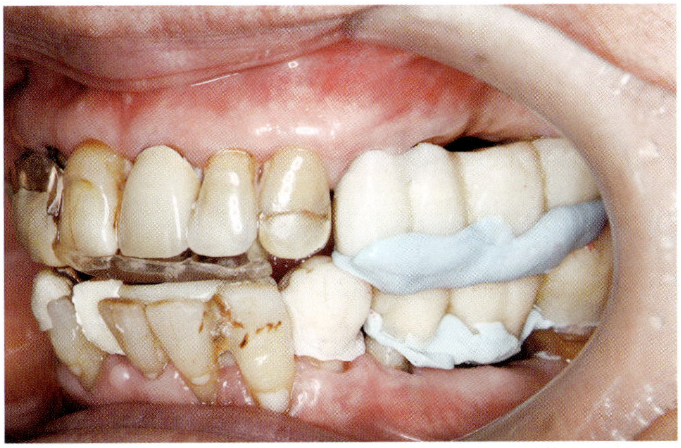

그림 3-3. 환자의 호소에 따라 교합조정을 반복하면 마무리를 지을 수가 없다.

치료

치과 치료보다도 왜곡된 구강감각과 잘못된 인지의 수정이 우선입니다. 항우울제 등의 약물요법도 필요하지만, 환자는 "이 치아를 치료하지 않으면……"이라면서 교합 치료를 고집하므로, 설득이 어려운 경우가 많습니다. 고차원 중추가 안정된 후라면 치과 치료를 할 수 있다고 반복해서 설명할 필요가 있습니다.

예후

심신의학적 치료로의 도입이 곤란한 경우가 많지만, 도입하고 나면 약 70%에서 양호한 예후가 보고됩니다.

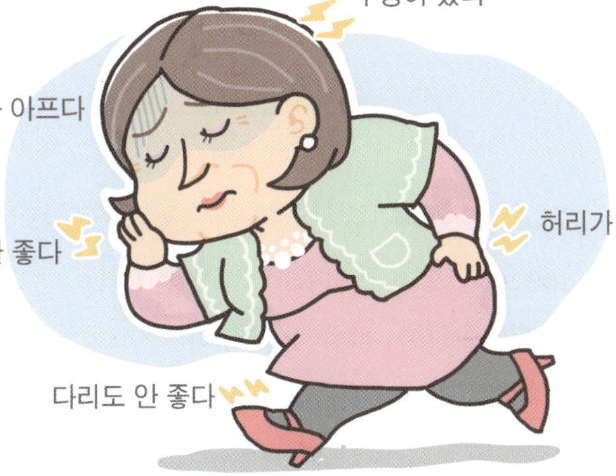
두통이 있다
이가 아프다
허리가 아프다
교합이 안 좋다
다리도 안 좋다

'치아를 치료하면 모든 게 해결되는데…….'라고
환자는 생각한다.

4 구강 이상감증(Oral dysesthesia)

Key point

- 초난치성의 구강 내 표현하기 어려운 불쾌감이 있다.
- 자주 입을 헹구고 휴지로 혀를 닦는다.

주의해야 할 키워드

- '끈적끈적' 또는 '덕지덕지'
- 환자의 절반 정도가 정신과 진료 경험 있음
- 젊은 환자는 중증 정신병도 염두에 둘 것

정의

'입안이 끈적끈적하거나 덕지덕지한 것 같은 이상한' 건조감이나 이물감 또는 미각이상 등 구강 내의 다양한 이상감각을 호소하는 증후군입니다. 정신과에서 말하는 'cenesthopathy'에 가까운 병태로 추정됩니다.

발생빈도

고령자에게서 많이 나타나고 남·녀의 차는 거의 없습니다. 성실하고 소박한 환자들에게서 많이 나타나는 것으로 추정되며, 치아 치료 후에 발생 또는 악화되는 경우가 가끔 보입니다.

원인

최근의 뇌기능 영상연구에서 알려진 바에 따르면, 정신질환의 유무에 관계없이 뇌기능의 불균형이 기묘한 구강증상에 관여하는 것으로 보입니다.

증상

① '입안이 끈적끈적하거나 덕지덕지한 것 같은 이상한 느낌' 등 타액의 성상 변화나 분비과다 등을 호소합니다.
② '뭐라 표현할 수 없는 기분 나쁨'과 같은 불쾌감이 있습니다.
③ '맛이 없다', '원래 맛이 아니다' 등과 같은 미각의 감퇴나 '항상 입안이 쓰고 짜고 맵고 시고 달다'와 같은 미각이상을 보입니다.
④ 불쾌감 때문에 티슈로 항상 입을 닦고 가글을 빈번하게 합니다.
⑤ 이물질이 나온다고 호소하며, 그 증거로 타액을 모아둔 병이나 사용한 티슈 등을 지참하는 경우가 있습니다.

치료와 예후

약물요법으로 효과를 얻기 어려운 병입니다. 증상의 완전 소실을 추구하는 것이 아니라, **정기적인 검진으로 구강 내를 관리하면서 '같이 걱정해주는' 자세가 중요합니다.** 불필요한 치과 처치를 시행하면 치과 의사에게 불만이 쌓여 치료가 더욱 곤란해집니다.

5 구취공포증(Halitophobia)

Key point

- 구취의 그림자에 대인 공포가 있다.
- 양치로는 통하지 않는다.
- 심리적 접근에 부정적이다.

주의해야 할 키워드

① 입안은 완전히 깨끗함
② 검사 결과에 납득하지 않음
③ 젊은 사람에게서 많이 나타남

정의

타각적으로 구취를 인정할 수 없는데도 다른 사람이 코에 손을 가져다 대는 등의 우연한 행동을 자기의 구취 때문이라고 관련 지어 단정함으로써, 타인에게 불편을 준다고 확신하고 고민하는 대인공포증적인 병태입니다.

발생빈도

구취 치료를 위해 내원하는 환자의 1/4 정도라고 되어 있습니다. 기본적으로 사춘기부터 청년기에 발생하는 경우가 많고, 남성보다 여성에게서 조금 더 많이 나타나는 것으로 추정됩니다.

원인

이 병을 가진 환자는 우연한 타인의 행동 등의 시각정보에 근거하여 고차원 정보처리과정에서 '자기는 냄새가 난다'고 하는 잘못된 인지를 만들고 있는 것으로 추측됩니다. 그것이 편도체의 과잉활동을 일으켜 주변에 대한 주의를 높임으로써 자기의 구취에 대한 확신을 더욱 강하게 합니다. 그 결과, 환자는 대인관계에 더욱더 소극적으로 되어 가고 악순환에 빠지는 것이 아닌가 하고 추측됩니다.

증상

① 환자의 구강 내는 전반적으로 청결하며, 우식이나 치주질환은 완벽히 치료된 경우가 많습니다.
② 지적 수준이 높은 환자들에게서 많이 나타나고, 복장이나 화장은 약간 수수하나 깨끗하게 정리되어 있습니다.
③ 타각적으로는 구취가 느껴지지 않으나, '생리적 구취'라는 검사결과에 납득하지 못합니다.
④ 대화 중에 상대방이 '냄새 난다'고 말하면, '자기의 구취가 심하다'고 확신합니다(관계에 대해 염려).

⑤ 버스나 전철 등을 타고 대화하면서 사람들 사이를 오갈 때에 '냄새가 나는 게 아닐까' 하고 강한 불안감을 느껴 대인 상황을 피하거나 아예 집에서 나오지 않는 경우가 있습니다.

⑥ 자기의 구취에 대한 확신은 망상적이라고 할 정도로 강하지만 환청이나 환각은 느끼지 않습니다.

치료

우선 환자가 느끼고 있는 상태나 고통을 이해해주는 것이 중요합니다. 검사결과를 방패로 냄새의 유무에 대해 이야기하더라도 좋은 결과를 얻기는 어렵습니다.

본 질환에 대한 약물요법으로는 항우울제(SSRI)인 플루복사민[fluvoxamine: 루복스(Luvox), 듀미록스(Dumylox)]과 항불안제의 병용요법이 유효합니다. 약물에 의한 증상의 경감에 따라 지금까지 피했던 대인관계를 개선하여 행동범위를 넓히도록 하는 인지행동요법(CBT)으로 치료효과를 높입니다.

예후

아주 가끔 조현병으로 진행하는 경우도 보고된 바 있으나 대부분 장기적인 예후는 양호하며, 사회적응도 어느 정도 가능한 수준까지 회복하는 경우가 많습니다.

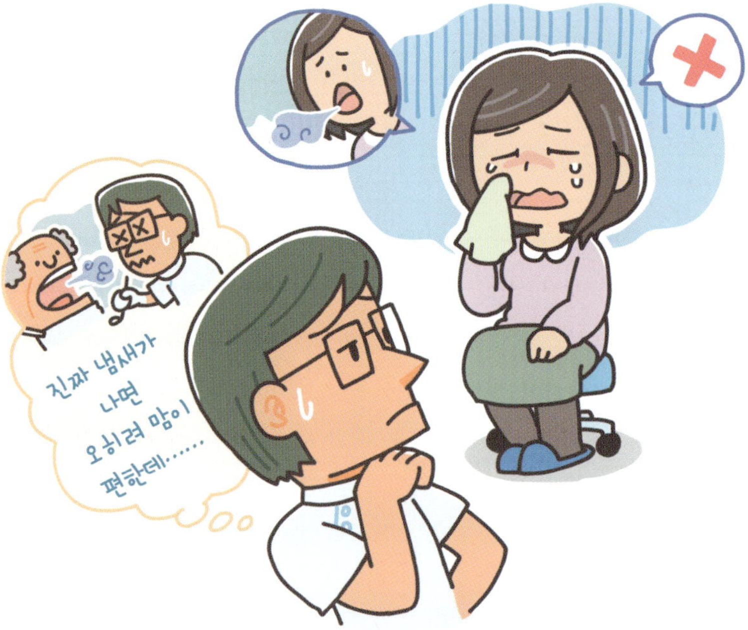

결국 문제는 구강 관리로는 통하지 않는다는 것!

6 치과치료공포증(Odontophobia / Dental phobia)

Key point

- 치과 치료에만 그런가?
- 일상생활에서도 문제가 많아 보이면, 정신과적인 문제도 고려하자.

주의해야 할 키워드

- 치료 중인 치아가 많음
- 극도의 불안·긴장
- 금방 안 오게 됨

정의

치과 치료에 대해 극도의 불안이나 공포를 가지기에 치료의 완료를 할 수 없는 병태입니다. 미러를 넣는 것만으로 구토반사가 생기는 '이상구토반사'를 동반하는 경우도 있습니다.

발생빈도

특별히 겁쟁이라든지, 걱정을 많이 한다든지 하지도 않고 단순히 치아의 치료만 무섭다고 하는 사람이 많습니다. 하지만 일상생활에서도 문제가 있는 경우라면 정신과 문제도 의심됩니다(실제로 불안증이 숨어 있는 경우가 의외로 많은 것으로 보입니다).

증상

① 강한 불안이나 공포에 의해 치과를 내원하더라도 응급치료밖에 받지 못합니다.

② 이상구토반사(gagging): 상악의 인상이나 구내법의 X선필름 삽입 등으로 구토반사가 생깁니다. 점점 구토반사가 무서워져 미러도 넣지 못하게 되는 경우도 있습니다.

③ 회피 행동이 더욱 강해지면 치통 등이 생겨도 치과 진료를 참다가 처치하지 못한 채로 있는 치아가 점점 늘어납니다.

④ 치과 치료 이외의 일상생활에서는 특별히 불안이나 공포에 의해 지배되는 경우가 없는 환자들이 많습니다.

치료

원래 이 병을 가진 환자에게는 일산화이질소(N_2O)나 전신마취 또는 정맥내진정법 등이 자주 이용되어 왔습니다. 단기적으로는 이런 처치도 유효하지만, 이처럼 특수한 대응을 하지 않으면 치과 치료를 받지 못하는 환자들이 점점 늘어나게 됩니다.

경증인 경우에는 수용적인 대응이나 안정 등의 간단한 기법으로 대응할 수 있습니다. 불안장애(불안증)에 유용하다고 되어 있는 인지행동요법(CBT)에 근거한 심리기법이나 가벼운 항불안제 등에 의한 약물요법도 유용합니다. 치과 치료의 긴급성과 환자의 심리상태 등에 따라 약물요법과 심리요법의 균형을 감안하여 환자에게 알맞은 치료계획을 세웁니다. 치과 치료의 성공체험을 통해 환자에게 자신감과 성취감을 가지게 하는 것을 중요시합니다.

예후

어릴 때에 치과치료공포증이 있었다고 하더라도 성인 때까지 지속되는 경우는 그렇게 많지 않습니다. 대부분의 환자들에게서는 장기적인 예후가 양호합니다. 하지만 일부 정신질환(인격장애 등) 환자에게 안이하게 전신마취나 정맥내진정법을 적용하면 의존도가 높아져 나중에 대응하기 어려운 경우도 있습니다. 이런 유형의 환자에게는 처치 전에 정신과 주치의와의 상담이 필요합니다.

칼럼 치과치료공포증

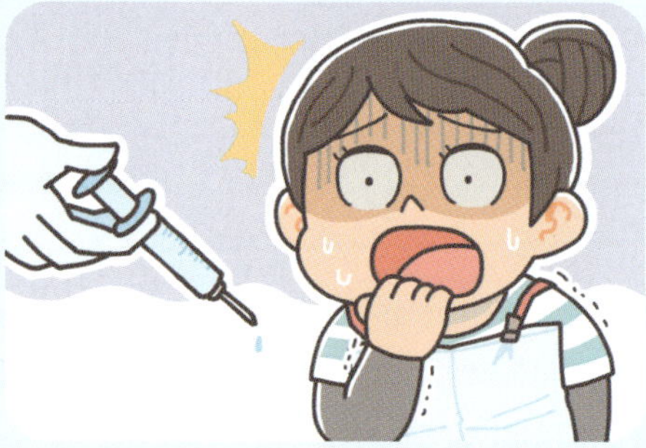

치과치료공포증에 대해서는 정맥내진정법의 보급으로 치과심신의학회에서도 토론되는 경우가 많이 줄어들었습니다. 원래 치과치료공포증과 불안증이나 패닉증 등과의 관련성이 지적되어 왔지만, 항우울제(SSRI)로 불안증이 치료되면 정맥내진정법 등을 이용하지 않더라도 일반적인 치과 치료가 가능해지는 환자가 늘어나는 것으로 추정됩니다.

한편, 간단한 증례가 줄어 약제에 반응성이 낮은 난치성 환자가 선택적으로 남은 인상이 있습니다. 일상생활에서는 지장이 없더라도 치과 치료만은 어떻게 해도 안 된다는 패닉증 환자도 꽤 많은 것으로 추정됩니다.

치과치료공포증에 관해서는 약물요법의 진보와 함께, 이런 난치 사례에서도 대응할 수 있는 치료기법의 개발과 개량이 더욱 필요해지고 있다고 이야기할 수 있습니다.

제 4 장

치아의 '부정수소'에 대한 기본적 대응

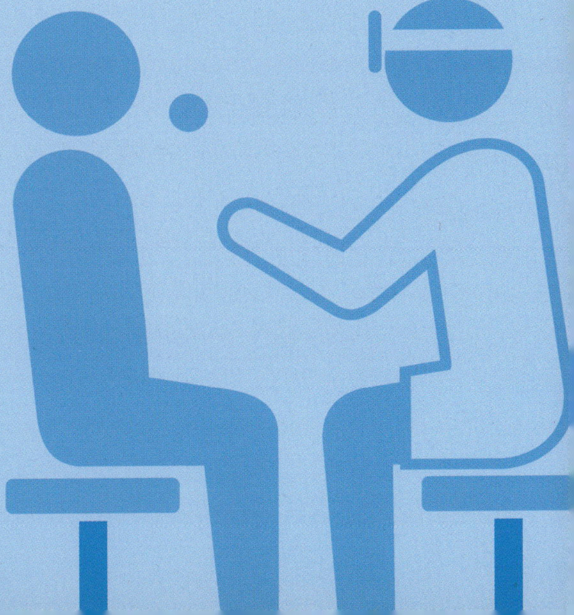

1 MUOS로 가자!

1) '확정 진단'은 필요 없다

지금까지 이야기한 것처럼 멘탈계 질환은 객관적인 검사가 없고, 또한 증상의 경계도 애매하여 다른 병으로의 이행이 쉽기 때문에 전문의라도 진단이 어려운 경우가 가끔 있습니다. 결국 여러 가지 치료를 한 결과와 긴 경과를 보고, '이런 질환이었구나……'라고 알게 되는 경우가 많습니다.

그러므로 성실한 정신과 의사일수록 '단언'과 '명백한 이야기'는 어렵고, 이래저래 정확히 이야기하기 힘든 경우가 늘어납니다. 정신질환의 '확정 진단'과 같은 용감한 단어가 치과에서만 유행하는 것은 보험 치료항목 가운데 하나인 '심신의학요법'의 실제 의료를 고려하지 않은 점도 책임이 있습니다. 정신과 전문의도 자신 있게 할 수 없는 '확정 진단'을 어떻게 치과 의사는 할 수 있는 것일까요? 이 모순에는 일본 후생노동성도 명확한 답을 제시하지 못하고 있으며, 이러한 상황이 10년 이상 지속되고 있습니다.

치과 의사가 '이 사람은 ○○병!'이라고 해버리면 '우리의 문제가 아니다'라고 안심하여, 중요한 그 후의 관리와 연결되지 않는 흐름에 빠지기 쉽습니다.

할 수 있는 것, 할 수 없는 것, 해야 할 것, 하지 않을 것 등을 머리로는 알고 있지만, 현실에서 눈앞의 환자를 어떻게 치료해야 하는지에 대해 속전속결할 수 없기에 난감한 것입니다.

2) MUOS로 가자!

여기서 MUOS란 개념을 추천합니다.

MUOS(medically unexplained oral symptoms)란, '어떠한 치과 질환이 존재한다고 생각되는 증상이 보이나, 적절한 진찰이나 검사를 시행하더라도 그 원인이 되는 질환이 보이지 않는 구강증상'으로 정의됩니다.

구체적으로는 다음과 같은 것이 있습니다. (PIPC)

① 미지의 질환에 의한 구강증상
② 의사의 능력부족 때문에 제대로 진단되지 못한 채로 방치되어 있는 구강증상
 a. 구강증상을 동반하는 정신질환을 놓침
 b. '심인성'으로 오진된 구강질환
③ 꾀병 또는 허위성 장애
④ 신체표현성 장애(신체증 증상)(제4장 문헌 1, 2에서 인용·수정)

반드시 모든 것이 정신질환이라고 할 수 없는 것이 핵심입니다.

또한 '설통증'이라고 바로 생각했다가 나중에 암인 것으로 밝혀진 것이 그림 4-1의 증례입니다. 환자에게도 불행이며 치과 의사로서도 아주 불명예스러운 일입니다.

'원인을 알 수 없는 치과 증상'으로 판단을 보류함으로써 '멘탈인지, 기질적 질환인지'의 이원론에 빠지지 않고 적절한 해결법을 찾을 수 있습니다.

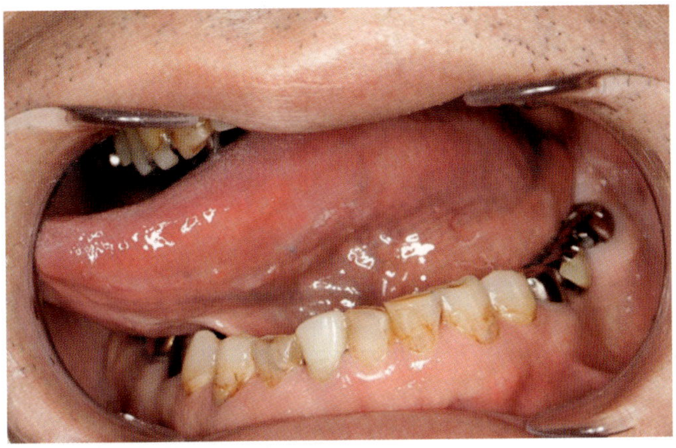

그림 4-1. '설통증'으로 소개되어 와서 '설암'이었던 50대 남성.
[사진 제공: 동경의과치과대학 악안면외과 미치 야스유키(Michi Yasuyuki) 선생]

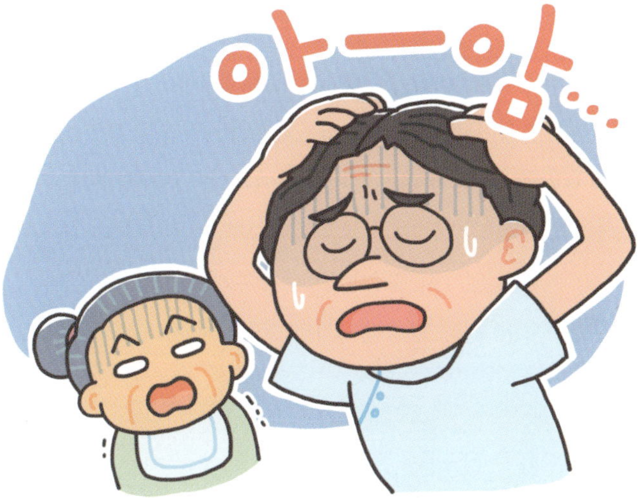

2 MUOS다, 일상적인 처치로 치료될 것 같지 않다고 생각되면 PIPC!

우선은 '치과 질환 이외의 병 때문에 생긴 구강 내의 증상이 아닌가? 만약 그렇다면 어떤 질환의 가능성이 있는가?'라는 질문의 답을 찾아둡시다.

특히 어려운 멘탈계의 감별을 단시간에 하기 위해서는 어떻게 하면 될까요?

정신과 질환이 아닌 치통은 치과 환자로 보고 대응합니다. 그것을 위해 '치과에서 봐도 괜찮은가, 정신과에 의뢰해야 하는가'라는 의사결정을 위한 방법이 PIPC입니다.

치과 의사가 정신과 의사가 될 필요는 없습니다. PIPC는 치과에서 치료할 수 있는 환자를 치료하기 위해 치과 의사가 할 수 있는 가장 좋은 치료와 대응이 무엇인가를 명확하게 해주는 방법입니다.

1) PIPC란

PIPC(psychiatry in primary care)는 미국에서 고안된 프로그램으로, 정신과를 전문으로 하지 않는 의사가 자기 전문영역 안에서 적절한 정신과적 대응이 가능하게 하기 위한 것입니다. 바꿔 말하자면, 전신의 병에 정통한 내과 의사라도 멘탈의 병은 어렵다고 할 수 있습니다. 버지니아 주립의과대학의 로버트 K. 슈나이더(Robert K. Schneider)가 고안하여, 가마쿠라(鎌倉) 시에서 내과를 개업한 신애클리닉 이데 히로유키(Ide Hiroyuki) 선생이 일본에 최초로 도입하였습니다.

정신 증상의 스크리닝(screening)을 위해 **배경문진과 MAPSO**라는 문진 포맷이 있습니다. 1차진료를 위해 '심신의료'를 배우는 PIPC연구회(http://pipc-jp.com/)에서 그 사용법에 대해 세미나를 개최하고 있습니다. 상세한 해설을 담은 서적이나 DVD도 나와 있지만, 생생한 현장에서의 배움보다는 못합니다. 치과 진료현장에서 정신과 질환을 보는 법을 배우기 위해 세미나 수강을 추천합니다.

의사나 의과대학 학생 사이에 뛰어드는 것이 주저되는 선생님들은, 일본치과심신의학회의 연수회에서도 PIPC세미나를 개최하여 호평을 받고 있으니 참석하여 수강하기를 권합니다(그림 4-2). 물론 학회 회원이 아니더라도 괜찮습니다. 지역의사회나 각 학회에서 개최될 때에 참가하면 지역 의사와의 연계에도 도움이 됩니다. (PIPC)

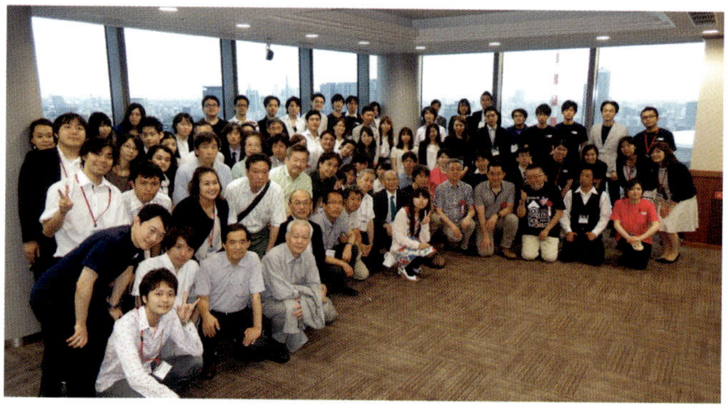

그림 4-2. 치과심신의학회 연수회에서의 PIPC세미나.

3 PIPC의 내용

1) 정형화된 문진 포맷

PIPC의 내용은 환자의 개별 심리사회적 배경을 보기 위한 '배경문진'과 'MAPSO'로 구성됩니다. 이 형태는 효율 좋게 문진할 수 있도록 되어 있을 뿐만 아니라, 정신질환의 스크리닝(screening)이 체계적으로 가능하도록 만들어져 있습니다. 초심자도 놓치지 않을 수 있고, 피곤하지 않으며 빠르게 문진할 수 있습니다. 동경의과치과대학에서는 치학부 5학년부터 6학년까지의 임상실습에도 도입하고 있으나, 지금까지 문제가 된 적은 한 번도 없습니다(그림 4-3).

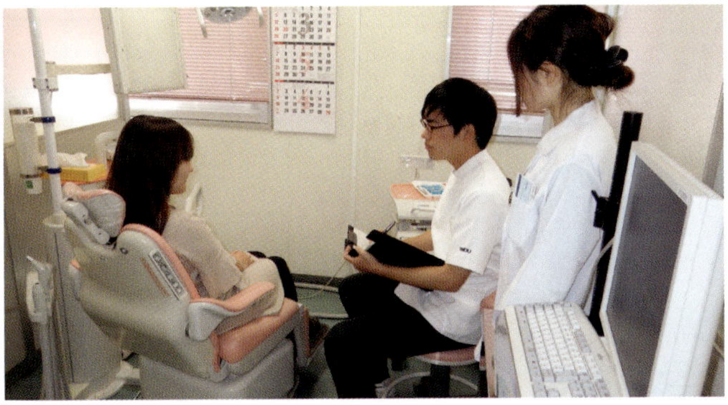

그림 4-3. 동경의과치과대학에서의 임상실습 풍경.
(학생이라도 포맷을 따르면 적절한 스크리닝을 실시할 수 있다)

2) MAPSO 시스템

MAPSO는 기분장애(mood), 불안장애(anxiety), 정신병군(psychoses), 물질관련장애(substance-induced), 기질성 질환 및 기타(organic/others)를 알기 쉽게 정리한 문진 포맷입니다. 1차진료에서 만날 확률이 높은 순서대로 5대 정신질환을 스크리닝할 수 있도록 질문이 배열되어 있습니다.

3) 질환마다 정형화된 질문(그림 4-4)

질문은 기본적으로는 "DSM-Ⅳ"의 진단기준에 따라 구조화되어 있습니다.

초진 20분, 재진 5분을 목표로 작성되어 있어 바쁜 일상 진료에 부담을 주지 않도록 배려되어 있습니다.

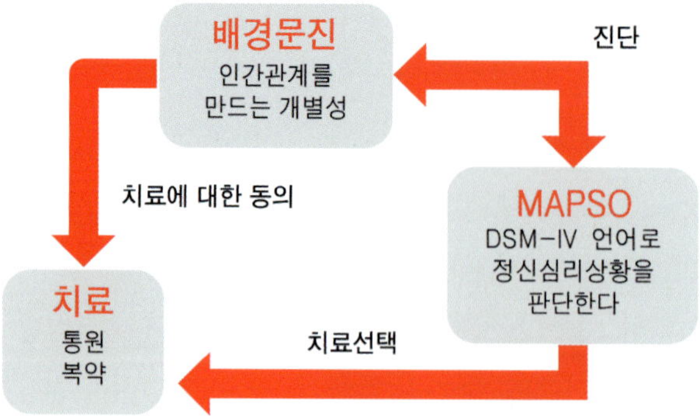
배경문진
인간관계를
만드는 개별성
진단
치료에 대한 동의
MAPSO
DSM-IV 언어로
정신심리상황을
판단한다
치료
통원
복약
치료선택

그림 4-4. PIPC의 흐름. (PIPC)

4) 배경문진과 MAPSO문진 (PIPC)

PIPC는 이하의 어떤 것을 선택하느냐에 대한 의사결정을 위한 시스템입니다.

- 내가 이 환자를 진료할 것인가?
- 정신과에 의뢰해야 하는가?

배경문진은 원칙으로 초진 환자에게 시행합니다. 문진을 하면서 환자의 개별 사회적 배경이나 사정을 알아내어 신뢰관계를 구축하는 것입니다. 배경문진으로 신뢰관계를 쌓아 MAPSO문진으로 냉정하게 진단하고, 신뢰관계에 기초하여 의뢰 또는 자력으로 치료하는 흐름이 됩니다.

정신과로 의뢰할 때에도 이 문진표를 복사하여 동봉하면 상대 측의 대응이 달라지기도 합니다("치과의사가 아주 열심이시네요!"라고 놀라는 경우가 가끔 있습니다).

'치아 문제는 ㅇㅇㅇ입니다만, 이하와 같은 증상이 있는 것 같습니다. 귀 과의 치료가 필요한 질환의 가능성은 없을까요?' 등을 기록해두면 간단한 의뢰서라도 의도가 전달되기 쉽습니다.

4 배경문진

(PIPC)

기왕력이나 심리사회적 배경 등 그 환자 특유의 개별적인 정보를 포맷에 따라 수집해갑니다(그림 4-5). 이 과정은 정보 수집뿐만 아니라 환자와의 '관계 구축'에도 큰 치료적 의의가 있습니다.

주소 …… 내원한 이유(문진표에서 파악해둠)

기왕력 …… 내과, 외과, 그 밖의 과의 기왕력

정신질환 기왕력 …… 정신과의 통원이력, 치료이력, 약물복용이력

직업 …… 업종, 규모, 직장의 인간관계, 근무 노동 상황

가족구성 …… 배우자의 연령과 직업, 동거 가족의 구성, 동거 가족과의 인간관계

개인생활 …… 남자친구 또는 여자친구 유무, 파트너의 연령과 직업, 관계의 좋음과 나쁨

복약 …… 현재의 복약 상황

음주 …… 음주문제가 의심될 때는 상세하게

표적 증상 …… 환자가 가장 신경 쓰는 증상

그림 4-5. 배경문진의 확인 항목. (PIPC)

1) 배경문진의 의의

배경문진을 시행하는 것에는 다음과 같은 의의가 있습니다.

- 진단의 힌트를 얻을 수 있을 뿐만 아니라 환자와 의사의 신뢰관계가 깊어집니다.
- 환자가 안고 있는 문제에 관심이 있다는 태도 자체가 환자의 안심과 기쁨에 연관됩니다.
- 환자가 '이 선생님은 잘 이해해주신다'라고 생각하게 되면, 이후의 치료나 의뢰도 부드럽게 넘어갑니다.

배경문진의 소요시간은 5~7분입니다. 그 단시간에 '이 환자는 어떤 사람인지', '하루하루 어떤 삶을 살아가고 있는지'에 대해 깊게 한 발자국 더 들어가서 물어봅니다.

이전 히노하라 시게아키(Hinohara Shigeaki) 선생님도, "진찰시간의 대부분은 환자 프로필(patient profile)을 파악하기 위한 대화에 쓸 것"이라고 이야기함으로써 환자의 일상생활을 중요하게 생각하도록 강조하고 있습니다.

5 MAPSO문진

(PIPC)

MAPSO에서 환자의 정신상태의 경향을 파악하는 것이 중요합니다(그림 4-6). 우리는 정신과 의사가 될 필요가 없기 때문에 정신질환을 '확정 진단'할 필요는 없습니다. 의심하는 것으로 충분합니다.

문진표를 읽어보고, (1) 수면, (2) 우울감, (3) 조증, (4) 불안장애, (5) 정신병 증상 등의 순서에 따라 스크리닝(screening)합니다. **체계를 세워서 질문을 생략하지 않는 것이 중요합니다.** 이것을 위해 정신과의 체계적인 공부가 꼭 필요한 것은 아닙니다.

MAPSO는 "DSM-V"에 따라서 체계적인 스크리닝이 가능하도록 만들어져 있습니다. '강박증'(강박성 장애)은 "DSM-V"부터는 불안장애에서 따로 분류되었지만, 이대로라도 충분히 대응할 수 있습니다.

Mood 기분장애
우울한 상태, 죽고 싶은 생각, 조증 에피소드를 체크

Anxiety 불안장애
불안의 5가지 타입(전반성 불안장애, 패닉장애, 강박성 장애, 외상 후 스트레스장애, 사회불안장애)의 유·무를 체크

Psychoses* 정신병군
정신병 증상을 체크

Substance-induced 물질관련장애
알코올이나 약물에 대한 문제를 체크

Organic / Other 기질성 질환 및 기타
인지장애, 인격장애, 성인주의결함장애 등

주 : psychoses(정신병군)이란, 슈나이더(Schneider)가 만든 언어로 '환각·망상을 보이는 정신병성 증상(psychosis)을 가진 전체 군'을 의미한다.

그림 4-6. MAPSO의 내용. (PIPC)
통상적으로는 'MAP'만으로 충분히 대응할 수 있다.

조금 어려운 용어를 공부하는 것보다 환자를 이해하기 위해 노력해야 합니다. '확정 진단'이 필요한 것이 아니라 '어떤 상황인가 보다' 하는 정도의 상태로 충분합니다. 우선은 실천부터 해봅시다.

6 정확한 증상 판단을 위한 포인트 – 그 치통은 정말 '심인성'인가?

1) '심인성' 같다? '기질성' 같다?

흔히 말하는 '심신증'보다 '심인성 같은' 것이란 다음과 같은 특징이 있다고 알려져 있습니다.

- **지금까지의 경과와 기왕력을 보면 비슷한 증상이 반복되고 있습니다.**
- **치료하지 않았는데 증상이 나아지고 있습니다.**
- **어떤 것에 집중하고 있을 때는 신경 쓰이지 않습니다.**
- **항정신병 약물이 유효합니다.**

한편 '기질성 같은' 것의 특징은 다음과 같습니다.

- 갑자기 발생(명확하게 시간을 특정할 수 있음)하여 진행성으로 악화합니다.
- 특정한 동작을 하고 있을 때에 생깁니다.
- 해부학적 설명이 가능합니다.

참고로, 정신과 의사는 이 '기질성의 부정(제외진단)'이 어려운 경우가 많은 것 같습니다. 그래서 "기질적인 원인을 전부 확인하고 나서 의뢰해주십시오"라는 의뢰가 한 번씩 보입니다. 손을 대면 안 좋을 것 같아서 상담하는 건데 이렇게 되면 악순환입니다. '치통'의 경우는 전형적인 치수염이나 근첨성 치주염 등에 정통한 치과 의사가 적절히 대응할 수 있는 경우가 많을 것으로 보입니다.

설통증이나 비정형치통에는 여러 가지 특징이 있습니다(28, 30쪽 참조).

진단에는 다음과 같은 요소가 있습니다.

① 식사는 가능한가?: 식사에 지장이 없다면 치수염이나 치아의 파절 등은 생각하기 힘듭니다. 의심쩍을 때에는 기질적 질환을 염두에 두면서 증거가 모이기를 기다립니다.

② 증상 발현이 급격한가?: "반년 전부터 계속 통증이 지속됩니다." → 치수염을 생각하기는 어렵습니다.

③ 통증의 정도는?: 야간에도 깰 정도의 통증인가요? → 그렇지 않다면 치수염을 생각하기는 어렵습니다.

④ 통증의 성상: 하루 동안의 변동이나 부위가 옮겨지지는 않나요? 또한 통상적인 치수염에서 '얼얼하거나', '꽉 조이는 듯한' 통증은 우선 찾아보기 힘듭니다.

⑤ 치료반응성: 비스테로이드 항염증제(NSAIDs)나 국소마취의 효과는 불안정합니다(효과가 있을 때도, 없을 때도 있음). 오히려 NSAIDs의 남용이나 '주사한 곳이 아프다'는 경우도 있습니다. 통상적인 처치로는 개선되지 않는 난치성 병력도 참고가 됩니다.

7 이런 환자는 요주의

우선은 그림 4-7과 같은 환자에게는 주의가 필요합니다. 바로 PIPC를 생각합시다.

1. 우선 처치를 요구한다.
   예) "내가 괜찮다고 하는 것이니, 무조건 해달라!"
2. 이야기가 정리되지 않는다.
3. 시간에 따른 병력청취가 제대로 안 된다.
4. 화제가 이리저리로 튄다.
5. 심리적인 것을 질문하면 격노한다.
6. 항정신병 약물에 대해 매우 세세히 알고 있다.
7. 멀리서 내원한다.
8. '어떻게든 해주고 싶은' 기분이 들어 평소보다 과잉진료를 하게 된다.
9. 첫 대면에서부터 "선생님은 명의이십니다!"라고 칭찬을 한다.
10. 그 상황에서는 고마워하나 나중에 변한다.

정확한 정신과 병명보다도 자기가 볼 수 있는지 아닌지의 판단이 중요
연계할 곳의 확보도 중요

그림 4-7. '요주의' 환자의 특징.

일반적으로 정신과에 의뢰해야 하는 경우를 표 4-1에 제시합니다.

또한 다음과 같은 경우에는 정신과 상담이 안전할 때가 많아 보입니다.

- 정신과 입원력이 있다.
- 매번 똑같은 설명이 필요하다.
- 의료인의 이야기를 도중에서 끊고 이야기를 계속한다.
- 일을 할 수 없는 등 경제생활이 파탄 나 있다.
- 가정 내의 인간관계가 좋지 않다.
- 알코올의존증
- 가까이 다가온 죽고 싶은 마음

단적으로 이야기하면 다음과 같은 환자들입니다.

- **죽을 것 같다!**
- **위험해 보인다!**
- **낫지를 않는다!** (PIPC)

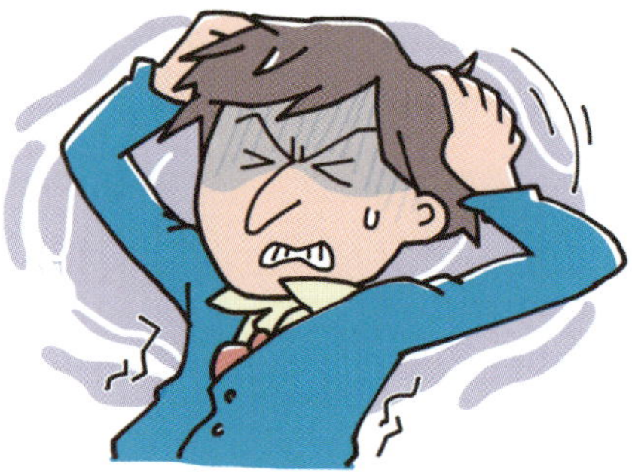

표 4-1. 정신과에 의뢰해야 하는 경우 (PIPC)

심하게 죽고 싶은 마음을 가지고 있고, 자살 위험성이 높다고 생각되는 증례
자살을 기획했거나 자해행위의 기왕력이 있는 증례
양극성 장애
정신병성 장애나 인격장애가 의심되는 증례
휴직이나 복직 등 자신의 인생에서 큰 판단이 필요한 증례
통상적인 용량의 항우울제를 사용하더라도 완화되지 않는 증례
산후우울증
비교적 젊은 나이인 경우

다음과 같은 증례는 정신과에 의뢰해야 한다고 기억해둡시다.

- **명백한 정신질환(조울증, 조현병), 인격장애**
- **심리적인 원인이 명백하더라도 스스로 탈출이 곤란할 때(환경조정이 필요하다고 생각되는 경우)**

통증을 무기로 하는 환자들도 가끔 있습니다. '이것만 나으면'이라고 이야기하면서도, 본심은 '나으면 끝이다'이므로 증상에 집착하는 경우입니다. 공감하면 더욱더 통증이 강해지는 경우가 있어 오히려 차가운 태도가 치료에 도움이 되는 경우도 있습니다.

특히 다음과 같은 사람은 주의해야 합니다.

- **젊은 사람**
- **멘탈계의 기왕력이나 가족력이 있는 사람**
- **화려한 인생을 보내고 있는 사람**

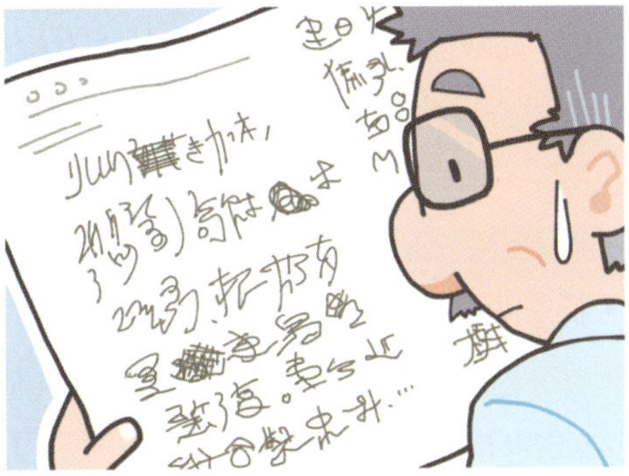

문진표가 난잡한 경우(글자, 내용)가 많은 것도 하나의 착안점입니다.

요약: 정신질환의 개요

① 통합실조증[조현병](12쪽 참조)

환각이나 망상(잘못된 신념) 등의 이상 체험, 자폐, 충동적인 흥분이나 혼미, 사고장애 등 사고, 기분, 행동까지 광범위하게 비특이적인 고차뇌기능장애를 특징으로 하는 원인불명의 정신병성 질환(마음이나 생각이 정리되지 않는 병)입니다.

② 양극성 장애[조울증](16쪽 참조)

고양된 기분 및 과도한 행동(조증상태)과 낙담(울증상태)이 반복되는 정신병입니다.

조증상태에서는 이상할 정도로 지속적으로 고양되어 자존심이 높아지고 쉽게 화내거나 하는 양상이 뚜렷합니다.

③ 인격장애(23쪽 참조)

인격의 문제에 의해 대다수의 사람과는 다른 반응이나 행동(인지, 감정, 충동조절, 대인관계 등)을 하여 자기가 괴로워한다든지 주위 사람들이 괴로워하는 경우(병으로 봐야 하는지 치료대상으로 봐야 하는지 하는 것은 정신과 의사에 따라 의견이 달라짐)입니다.

필요한 사람에게 필요한 치료를, 할 수 없는 것은 하지 않아도 됩니다.

8 치아의 저주

의사들의 다음과 같은 한마디는 정신과 환자에게는 '저주'와도 같습니다.

"치아가 매우 안 좋습니다."
"뼈가 녹아 있습니다."
"이제 빼는 것밖에 없습니다."
"정중에서 벗어나 있습니다.", "턱이 돌아가 있습니다."
"구호흡하고 계시네요."

양치질의 강화 등을 위해 '꾸짖거나 위협하여' 환자를 움직이려고 하는 치과 의료 관계자들이 아직도 많습니다. 원래는 환자를 위한 이야기이지만, 그 의미를 받아들이지 못하는 사람에게는 역효과입니다.

그런 악의가 없는 말이 저주가 되어 언제까지나 머릿속을 뱅글뱅글 돌고 있는 환자도 적지 않다는 것을 잊으면 안 됩니다.

'아프지 않고, 힘들지 않고, 괴롭지 않은 것'을 원하는 것은 어떤 환자도 마찬가지입니다. **'이 환자는 어떤 사람인지, 어떤 말로 이야기해야 치료에 도움이 되는지'를 항상 생각하고 있어야 할 필요가 있습니다.**

한 가지 예로서 유명 사립대학 1학년의 내성적인 남성이 입 주위의 위화감으로 고민하여 진료를 받으러 왔습니다(그림 4-8). 선이 가느다란 인상이지만, 그림 4-9를 보면 알 수 있듯이 지리멸렬하지도 않습니다. 환자의 이야기에 따르면, 교정 치료 중에 입 주위의 위화감을 느껴 통원 중인 치과의원에서 상담했더니, "구호흡 때문이 아닐까요"라고 대강 넘어가려 했다고 합니다. 불안해서 인터넷 등으로 찾아봤더니, '골격이나 근육의 형태에 문제가 생긴다'는 등 '구호흡의 폐해'에 대한 글이 많았습니다. 당황해서 '비호흡'으로 바꾸려 했더니 오히려 입 주위의 근육이 부자연스러워져서 항상 입만 생각하고 이야기하는 것도 불편해졌다는 이야기입니다.

실은 고등학생 때부터 숫자가 신경 쓰여서 어쩔 수 없다는 등의 '강박증'(20, 21쪽 참조)으로 정신과에

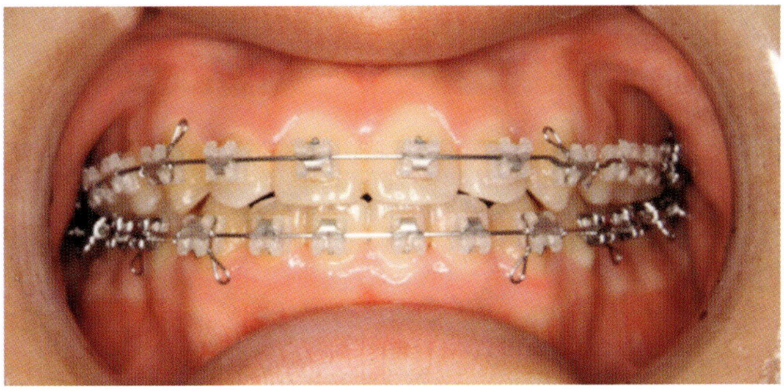

그림 4-8. 19세 남성(대학생). 강박증.

통원하는 환자였습니다. 시험도 끝나고 겨우 집착이 안정되었다고 생각했더니 입의 문제에 사로잡혀서 일상생활에 지장이 생긴 것 같습니다.

치과 의사들이 통상적으로 설명하고 있다고 생각하더라도 환자에 따라서는 '저주'에 걸리는 경우가 있다는 것을 주의할 필요가 있습니다. 치과에서도 멘탈의 병에 대한 기본지식이 필요한 이유입니다.

1. 현재 증상(불편함)에 대해서 남김없이 써주십시오.

입 주위의 근육과 혀가 강하게 당기며 위화감이 있다. 이야기하기가 힘들거나 머릿속에서 말을 생각해 내지를 못한다. 항상 꽤 강한 위화감이 있어 생활에 지장이 있다.

2. 병기가 시작된 때에 어떤 특별한 일이 있었는지를 알려주십시오.

계속 구호흡이었던 것을 비호흡으로 바꾸려고 했다.

3. 병은 어떤 때 더 나빠지나요? 어떤 때 좋아지나요?

(나빠질 때) 이야기할 때나 머릿속에서 생각할 때

(좋아질 때)

4. 병의 원인은 무엇이라고 생각하나요?

구호흡을 오랫동안 해옴으로써 골격적, 근육의 문제가 생겼다고 생각한다.

그림 4-9. '구호흡'의 '저주'에 빠져버린 강박증의 예.

또한 "치과적으로 이상이 없습니다", "치과의 문제가 아닙니다" 등의 말은 환자의 고통을 정처 없게 만듭니다. 갈 곳을 잃은 환자들의 증상은 어떻게 될까요? 결과는, 환자들을 더욱 치과에 집착하게 만듭니다. "다른 곳을 알아보세요"와 같은 거절로 끝나는 것이 아니라, "저는 잘 모르겠습니다. 하지만 이 선생님에게 상담해보는 게 어떻겠습니까?"라며 적절한 전문의에게 소개하는 것이 필요합니다 (75쪽 참조).

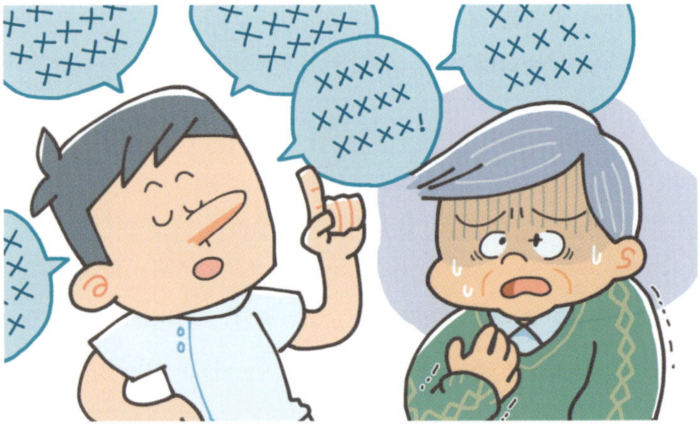

그 설명, 환자에게 저주를 걸고 있지는 않나요?

9 처방을 어떻게 할까?

'자, 보니까 설통증과 비슷한데, 항우울제를 처방해볼까……. 그런데 좀 두렵다'라고 하는 의사들의 예감은 맞습니다.

약에는 항상 위험(risk)과 이점(benefit)이 존재하여 항우울제에는 나름의 부작용과 주의사항이 있습니다. 효과도 NSAIDs와는 다릅니다(이 약들의 부작용이 항우울제보다 가볍다는 것은 아닙니다).

1) 정신과 의사에게 "이거 처방해주세요"라고 말하면 안 된다

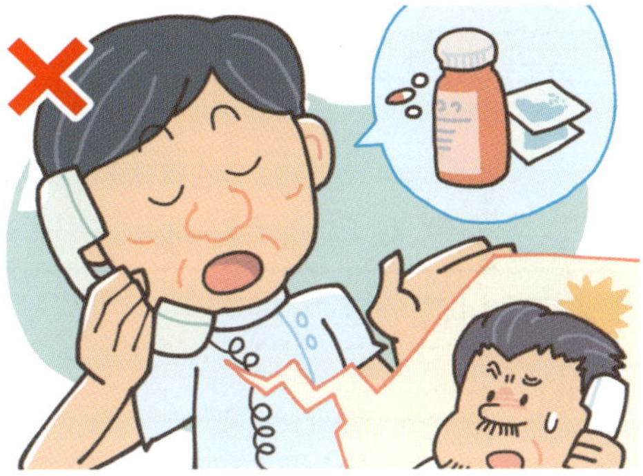

왜 안 될까요?

입장을 바꿔서 생각해봅시다. 내과나 정신과 의사가 우식이 아닌데도 발치해달라고 하면, 따를까요? 정신과 의사에게 향정신약이란 메스와 같습니다. 그것도 그들의 전문성에 관련된 치료수단입니다. 치과의 핸드피스나 발치겸자와 비슷하다고 생각해야 합니다. 처방의 적응증으로 생각하지 않는 환자에게 치과에서 약을 내달라고 해서 내줄 정신과 의사들은 없습니다. 진지한 의사일수록 거절할 것입니다.

2) 치과심신증에 대한 전문가가 있다면 이상적

하지만 갑자기 익숙하지 않은 처방도 불안할 것입니다. 진짜 전문의와 연계가 가능하면 이상적입니다. 익숙하지 않을 때에는 함께 보면서 '이 약은 이런 경과로 이렇게 변화하는구나'라고 처방을 배우는 것입니다.

몇 가지 증례를 경험하고 나서 스스로 도전해봅시다. 자신의 처방이 효과가 있어 환자들에게서 "덕분에 꽤 좋아졌습니다"라며 감사의 인사를 받는 것도 꽤나 행복한 일입니다.

초급자에게 추천

우선 '**중·노년의 여성, 정신과 진단 이력이 없음, 인생이 순조로움**' 등과 같은 환자들에게 추천합니다. 이러한 환자들은 중증 정신질환의 가능성이 비교적 낮기 때문입니다.

반면, '**정신과 통원 중(또는 스스로 중단)**', '**가사도 일도 불가하다**', '**가족의 도움도 전혀 없다**' 등과 같은 환자들에게는 자신감이 많지 않은 한 바로 처방하는 것을 피하는 것이 무난합니다.

10 처방할 때의 주의사항

1) 약물이 금기는 아닌가?

치아의 증상으로 처방하고 싶더라도 환자의 지병 때문에 항우울제를 사용할 수 없는 경우도 있습니다. 다음과 같은 경우에는 반드시 주치의와 상담한 다음 처방합니다.

- 녹내장이 있는 환자(녹내장의 형태에 따라 처방 가능한 경우도 있으나 반드시 안과 의사와 상담할 것)
- 삼환계 항우울제에 대해 알레르기가 있는 환자
- 심근경색 회복 초기의 환자
- 요로폐색(전립선질환 등)이 있는 환자
- 병용이 곤란한 약을 복용하고 있다[모노아민산화효소저해제(monoamine oxidase inhibitor) 등은 다른 항우울제와는 병용이 금기되어 있다].

2) 처방할 때의 설명

'이 치아를 치료하지 않으면……' 등으로 이전 의사를 원망하고 불만에 사로잡혀 시야가 좁아져 있는 환자의 시점을 전환시키고, 문제의 해결을 함께 생각해 나가는 자세가 필요합니다. 또한 NSAIDs나 항생제와는 약효가 다르기 때문에 안이한 처방은 금물입니다.

"이런 통증에는 이런 약이 효과가 있다고 알려져 있습니다. 부작용도 있고, 복용이 쉽지는 않지만 노력해볼까요"라는 말과 함께, 앞에서 이야기했듯이 "이 새로운 문제를 해결함으로써 증상의 개선으로 이어집니다"와 같은 메시지를 제시하는 것이 중요합니다.

3) 치료의 종점을 어떻게 설정할 것인가?(완치를 보증하지 않아도 됨)

통증의 제거에 대한 집요한 대처는 자승자박에 빠지게 됩니다. 통증의 완전 소실을 갈구하게 되면 환자와 의사 모두 힘들어집니다. 통증평가척도(visual analog scale; VAS)가 0.01이 되더라고 아프다고 하는 사람도 있고, 50%라도 '이젠 괜찮다'라고 하는 사람도 있습니다. VAS도 사용하는 방법에 따라 양날의 검이 됩니다(그림 4-10).

현실적으로는 '우선은 일상생활에 지장이 없는 정도', '우선 이 정도라면 괜찮다고 할 정도', '신경은 쓰이지만 고통스럽지 않은 정도' 등으로 해두면 현실적입니다.

통증에 의한 고통은 개인차가 크다고 설명해두는 게 좋을 것입니다.

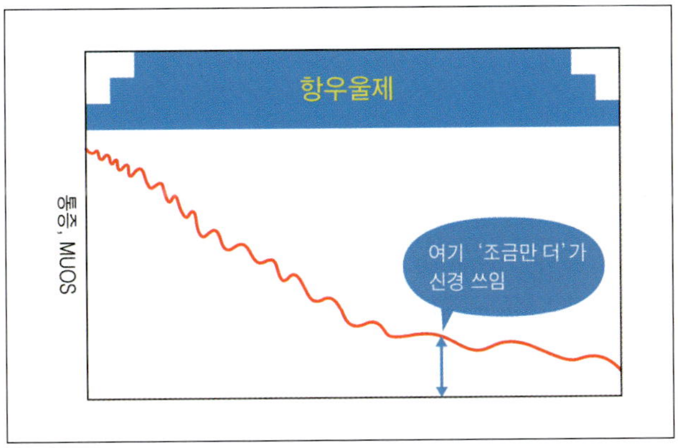

그림 4-10. 항우울제의 약효.

남아 있는 고통에 집착하는 것보다 '다시 회복한 일상생활'과 '평상시처럼 해왔던 일을 정상적으로 할 수 있는 일상'에 대해 고마움을 느낄 수 있게 합니다.

4) 치료와 설명

① 아미트립틸린(amitriptyline) 또는 이미프라민(imipramine)이 제1선택입니다.
② 100% 전부에게 듣지는 않습니다(기껏해야 20~30%의 환자에게 효과가 있습니다).
③ "부작용이 있습니다만, 그래도 진행하시겠습니까?"라고 환자에게 확인합니다(부작용에 대해 설명하고, 어떤 이상이 있으면 바로 연락할 것을 약속합니다).
④ 조금씩 증량(1주마다 재내원). 묘하게 하이텐션(high tension)이 되는 등 '조증으로의 전환'에 주의합니다.
⑤ 40mg 정도로 부작용이 힘들어진다면, 그 양으로 유지합니다(통원은 2주간마다로 연장도 가능).
⑥ 다니던 내과에 2, 3개월마다 혈액검사나 심전도검사를 의뢰합니다(간기능장애나 QT연장 등).
⑦ 상태가 좋아지더라도 반년 정도는 지속합니다. 상태를 보면서 조금씩 치과 치료를 재개합니다.
⑧ 졸림이 심해지거나 약 먹는 것을 깜빡하거나 하면 감량합니다.
⑨ 마지막에는 천천히 끊습니다(반 알 또는 격일로 1알 등).
⑩ 유지기에 들어갑니다.

5) 언제까지 지속할 것인가? 약물을 감량하는 방법

기본은 통증이 만족할 만한 정도까지 경감했을 때에 복용하던 용량을 약 6개월은 유지하도록 합니다. 감량은 조금씩 하는 것이 핵심입니다(2~4주간마다 10mg씩 시행함). 통증이 재발하면 원래 용량으로 되돌리는 것이 중요합니다. 환자가 복용을 깜빡하기 시작하면 줄이는 것도 하나의 방법입니다. 한편, 환자가 "줄여도 될까요?"라고 할 때에는 조금 더 지속하는 것이 좋은 경우가 많습니다.

6) 내과와의 연계

'치과에서 그것까지 해주나!' 하면서 호의적인 내과 의사도 많지만, '치과 의사가 할 수 있겠나?'라고 비판적인 내과 의사도 많은 것이 현 상황입니다. 능숙한 협업이 필요합니다. 갑작스레 내과 의사에게 "이 약을 좀 내주세요"라고 하면 절대 안 됩니다. '치과 의사는 이 정도구나' 하고 무시당하면 끝입니다.

엘리트 의식이 강한 치과 의사는 주의해야 합니다. 상대방도 특정한 진료과목의 전문가일 뿐이지만 자존심은 강한 것이 당연합니다. 대신 상대방의 전문성을 존중하면서도 구강 문제에 관해서는 충분한 전문성을 발휘하도록 합시다.

11 만성 통증에 대한 항우울제의 작용기전

항우울제가 왜 치과영역의 만성 통증에 유효한지에 대해서는 여러 가지 설이 있습니다.

① 하행억제계(descending inhibitory system)의 활성화: 통증을 뇌로 전달하는 신경계와 반대되는 '통증을 억제하는 신경계'의 활동을 강화합니다.

② 뇌의 과민성 완화: 편두통 등 3차 신경계의 통증에 과도하게 민감해져 있는 상태를 완화시켜 나갑니다.

③ '우울'에 대한 효과: 길어지는 통증에 따라 가라앉은 기분을 회복하여 통증의 심리적인 면을 회복시킵니다.

현재는 ①과 ②의 설이 유력한 것으로 보입니다.

1) 항우울제의 종류와 특징

삼환계 항우울제(Tricyclic antidepressant; TCA)

약 50년 전부터 사용되는 항우울제로 만성 통증에 대한 효과와 증거도 가장 강하다고 할 수 있습니다. 하지만 졸림, 목마름, 변비 등의 부작용도 강하고, 고령자나 약제에 과민한 환자에게는 사용하기 힘든 면도 있습니다(상품명: 트립탄, 토프라닐, 아나프라닐 등).

항우울제(SSRI)

삼환계·사환계 항우울제의 부작용을 경감하기 위해서 개발되었지만, 세로토닌 중심으로 작용하는 특성상 만성 통증에 대해서 효과는 약하다고 할 수 있습니다. 위가 메슥메슥하거나 짜증이 난다거나 하는 부작용이 많은 것이 어려운 점이기는 하지만, 고령자나 불안감이 강한 환자에게는 효과적일 때가 있습니다(상품명: 파키실, 루복스, 데프로멜, 렉사프로 등).

세로토닌 및 노르에피네프린 재흡수 억제제(SNRI)

세로토닌과 노르아드레날린계의 양쪽 신경계에 선택적으로 작용하여 삼환계만큼 강한 부작용은 없다고 하며, 만성 통증에도 자주 사용하게 되었습니다. 하지만 위장장애나 동요 등이 의외로 나오기 쉽고, 통증에 대한 효과는 삼환계보다는 못합니다(상품명: 사인발타, 이펙서SR 등).

NaSSA(Noradrenergic and specific serotonergic antidepressant)

사환계 항우울제의 미안세린의 개량된 약으로, 화학구조는 거의 바뀌지 않지만 효과는 전혀 다릅니다. 부작용은 적고 통증에도 어느 정도 효과를 기대할 수 있습니다. 졸림과 식용증진이 강한 것이 어려운 점이지만, 반대로 불면과 식욕부진이 심한 환자에게는 효과가 아주 좋은 경우도 있습니다(상품명: 레메론 솔탭, 레메론).

12 정신과로 의뢰할 때의 요령

1) PIPC가 끝나고 나면

PIPC의 문진이 끝나고 난 다음에도 아무래도 '멘탈의 문제가 의심되니 피한다'는 태도를 느끼지 못하게 하는 것이 중요합니다. 아래와 같은 설명은 어떨까요?(두통의 기왕력이 확인되어 있다면 더욱 유효합니다)

- **"제가 보기에는 큰 문제는 없는 것 같습니다"라고 명확히 이야기합니다.**
- **"교합이나 통증은 개인차가 크고 당신과 같이 섬세한 분도 있고, 대강 문제가 있더라도 괜찮은 분도 있습니다."**
- **"지금까지의 경위나 오늘 본 것에 따르면, 입안과 치아의 감각이 민감하게 되어 있는 게 아닐까 하는 생각이 듭니다."**
- **"최근, 뇌의 과민 상태로 이러한 원인불명의 통증이나 치아에 위화감이 드는 경우가 있음이 밝혀지고 있습니다. 전문의 선생님과 한번 상담해보시는 게 어떨까요? 충치 같은 치아 문제는 저희가 봐드리겠습니다."**

2) 의뢰방법

PIPC로 정신질환을 확정 진단할 필요는 없습니다. 정신질환을 의심했다면 충분합니다. 이미 MAPSO 문진으로 근거를 찾았을 것입니다. 환자도 대답하면서 약간씩 느끼고 있는 경우가 많습니다. 배경문진의 결과에서 그 환자가 어떤 사람인가를 되돌아보고 전달 방법을 생각합니다.

"지금 들어본 바로는 조금 걱정되는 증상이 있으니 전문의와 상담해보십시오" 등과 같이 따뜻하게 의뢰합니다. 그때 '다른 곳으로 가라'는 배제의 태도가 아니라, **"어찌됐든 간에 치아에 대한 건 제대로 끝까지 봐드리겠습니다"라고 다가가는 자세를 보이는 것이 중요합니다.**

3) 정신과와의 연계방법

앞에서 이야기했듯이, '치과적인 문제는 보이지 않는다'는 것만으로는 정신과 의뢰가 제대로 이루어지지 않습니다. 의뢰서에는 치과에서 무엇으로 곤란해 하는지, '진정한 needs'를 정직하게 적는 게 좋습니다. '매번 똑같은 이야기를 계속 이야기해서 곤란하다' 정도라도 괜찮습니다. 괜히 '양극성 장애가 의심된다' 등과 같은 의견을 적지 말고, MAPSO문진 결과를 동봉해서 보냅니다. **'귀 과의 치료대상이 되는 질환이 숨어 있지 않은지, 고견을 부탁드립니다'**라고 적습니다. 정신과 진료의 동의가 이루어져 있다는 것을 기재하는 것이 조금 더 좋을 수 있습니다. 정신과와의 연계는 공허한 말만으로는 절대로 잘되지 않습니다. 실제로 환자의 진료를 통해 토론하고 상호 이해관계를 깊게 만들어갑니다.

13 전문의에게 적절하게 의뢰하는 법

1) 적절한 전문의에게 의뢰하는 것은 명의로의 첫걸음

타과 전문의에게 진료를 의뢰하는 작업은 대학병원이나 종합병원에 근무하고 있는 의사라면 익숙하겠지만, 개원한 의사들은 귀찮다고 생각하는 경우가 많지 않을까 합니다. 하지만 **자기가 직접 손을 쓰지 않더라도 소개한 전문의가 환자를 적절히 치료해주면 결과적으로는 자기 자신의 진료범위가 넓어진 것과 마찬가지입니다.** 적절한 의뢰에 의해 얻는 환자의 기쁨은 생각보다도 훨씬 크고, 소개해준 의사를 향한 신뢰나 평판도 한꺼번에 올라갑니다. 시대배경을 생각한다면, 그 소개받는 곳도 구강외과나 교정치과뿐만 아니라 정신적인 면과 부정수소까지 수비영역을 넓힐 필요가 있다는 것이 당연하다고 생각합니다.

2) 치과심신증의 전문가에게 의뢰할 것인가, 정신과 의사에게 의뢰할 것인가? 어느 쪽이 적절한가?

PIPC의 문진을 이용하여 판단하거나 또는 실제로 의사소통이 곤란하다는 등의 명백한 정신질환이 의심되는 경우는 다른 문제이지만, 치과와 연관된 증상이라면 역시 근처의 신뢰할 수 있는 치과심신증 전문가에게 의뢰하는 것이 이상적입니다. 왜냐하면 소개 시 가장 큰 장벽은 '의뢰하는 것을 환자가 동의해 주는가'이기 때문입니다. 입안의 증상인데 갑자기 정신과에게 의뢰하는 것을 환자로서는 이해하기 어려울 수 있고, 안일하게 의뢰를 입 밖으로 꺼내면 오히려 명예훼손으로 소송을 당하는 경우가 있습니다. 또한 정신과에 통원 중인 환자나 중증 정신질환이 강하게 의심되는 환자는 처음부터 정신과에 의뢰하는 것이 적절합니다.

3) 치과심신증 전문가에게 의뢰할 때

같은 치과 의사이므로 구강증상으로 곤란해하는 내용을 진료정보제공서에 기재하여 의뢰하는 것으로 충분합니다. 중요한 것은 소개하는 치과 의사가 멘탈 문제 때문에 기피하고 있다는 인상을 환자에게 주지 않는 것입니다.

"입안의 원인불명의 통증은 뇌 기능의 균형이 무너져서 통증 신호가 계속 나오거나 일종의 신경통과 같은 상태가 되어 있을 가능성이 있으니 전문의에게 한번 상담해보는 것이 어떨까요?" 등과 같이 뇌 기능이나 신경통과 같은 단어를 사용해서 환자에게 설명하면 의외로 쉽게 납득하는 경우가 많습니다.

또한 의뢰가 곤란한 경우, **우선 전화로 증례 상담을 해보는 것을 추천합니다.** 이때의 대응에 따라 의뢰 받는 곳이 환자를 제대로 봐줄 것인지 아닌지에 대해 판단할 수 있는 근거가 되기도 합니다.

특히 지금까지 의뢰한 적이 없는 경우에는 학회, 세미나, 지역치과의사회 등에 참석하여 기회를 찾아 직접 만나서 상담해보는 것을 추천합니다.

14 패닉 매뉴얼

1) 환자가 이해할 수 없는 말을 하기 시작했다……

원인불명의 통증이나 위화감 이외에도 '치아 사이에서 거품이 나온다'거나 '치아가 흔들거린다'고 호소하는 환자들도 가끔씩 보입니다.

이럴 때에 '그렇지 않다', '불가능하다'는 등 일방적으로 부정하면 환자의 호소가 쓸데없는 것이 됩니다. **그럴 때는 한 번 더 잘 보도록 합니다.** 아무것도 없다면 "음, 특별한 문제는 없어 보입니다……", "그래도 그런 증상의 환자가 이전에도 있었습니다" 등으로 이야기하면 됩니다. **그대로 이야기를 연결해서 "그분은 대학병원에서 진료 받고 좋아졌습니다", "괜찮으면 진료를 의뢰해드릴까요?"라고 따뜻하게 진료의뢰를 권유하였습니다.** "거기까진……"이라고 대답한다면 어느 정도 경과 관찰하면 자연 소실되는 경우도 있습니다.

2) 지금까지는 보통 사람처럼 통원했는데……, 이젠 어떡하나?

자주 내원하던 환자가 비정형치통이나 설통증이 되는 경우도 있습니다. '치과에서 처치한 후에 통증이 없어지지 않는다'는 것은 아주 곤란한 상황입니다.

이럴 때일수록 당황하지 않도록 합니다. 좀 더 좋은 치료관계를 위한 기회로 봐야 합니다.

발수해도 '변함이 없다', '처음의 통증이 남아 있다'면 확인을 위한 X선사진 촬영 후에 가볍게, '확인을 위해서, 지금까지 다른 병으로 병원을 다니신 적은?' 등으로 MAPSO를 도입합니다. 이하는 초진과 같습니다.

(1) 응급처치 방법

'원인이 불분명합니다만, 우선은 당분간 문제가 없도록 해두겠습니다', '증상이 전부 나오고 나서야 나중에 이러한 것이었구나'라고 알아채는 경우도 있습니다.

가능하면 빠르게 근관충전까지는 해두고 싶을 것입니다. 통증이 있어서 못하겠다라든지, 근관치료를 할 때마다 통증이 악화되는 경우라면 우선 처치를 중지합니다. 칼슘하이드록사이드 등을 넣고 가봉해두도록 합니다.

"당분간 괜찮도록 처치해두었으니 약으로 통증이 가라앉고 나면 마무리합시다"라고 설명합니다.

적절히 X선사진으로 근첨 병소를 체크하는 것이 중요하다고 생각합니다.

(2) 재진할 때의 주의사항

Key point

- 치아를 만지지 않더라도 1달에 1, 2번 재진하여 경과 관찰한다.
- 치아·치은이나 가봉상태를 확인하고, 필요에 따라 X선사진을 촬영한다.
- 들어야 되는 정보는 정해져 있다. 배경문진·MAPSO문진을 포맷대로 한다.
- 입에 대한 평가보다 환자의 '생활이 어떻게 좋아졌는지'에 중점을 둔다(잘 수 있다, 먹을 수 있다, 가사나 일을 할 수 있다 등).
- 좋아진 것에 의식이 가도록 유도한다(원래 환자는 '아직 이만큼이나 아프다!'라고 계속 이야기한다).
- 치아 증상 때문에 제대로 하지 못했던 일상생활이 가능해진 것이 중요하다.
- 세세한 것, 평소에 대한 것에 주목한다(원래 가능했던 것이 안 되어서 곤란한 것이니까).

3) 비정형치통은 교합조정으로 치료되는가?

명확한 원인이 보이지 않는 치통에 대해 발수 처치가 아니라 교합조정이 시행되는 경우도 가끔씩 경험합니다. 외상성 교합 등이 있다면 효과는 얻을 수 있겠지만, 가끔 잘못된 결과가 나오기도 합니다.

또한 법적으로는 '비정형치통' 환자에게 교합조정을 반복했더니, 전원의무 위반으로 그 손해배상을 명령받은 경우도 있습니다. 재판소는 비정형치통을 의심하여 처치를 중지하고 전원시켜야 하는 것을 막연히 처치만 반복했다고 하여 교합조정을 시작으로 하는 치과 치료에는 전원의무에 위반되는 불법행위에 대한 과실이 있다고 판단하여 교합조정에 관한 과실을 선고한 바가 있습니다(일본 나가노현의 일례).

이 판결에서는 현재 일본 치과 의사의 의료수준으로 비정형치통에 대한 개념을 알아야 한다고 법적 판단이 내려진 것이므로 효과가 불명확한 치과 처치에는 주의가 필요합니다.

4) 환자의 긴 이야기를 듣고 의료비 청구가 가능한가?

현재 보험진료로는 환자의 이야기를 장시간 청취하더라도 기본적으로는 재진료 이외에는 산정이 불가합니다. '설통증'이란 병명이 붙으면 '특정질환지도관리료'를 산정할 수 있습니다. 의사로부터의 의뢰서가 있다면 '설통증(심신증)'이란 병명으로 하여 '심신의학요법'을 매회 산정할 수 있습니다. 보험진료라도 전화 재진료는 산정해도 문제가 없습니다. 결국 단시간에 어떻게 환자를 안정시키는가가 승부수라고 할 수 있습니다. 제대로 대응하려면 임의진료를 하는 것도 한 방법입니다.

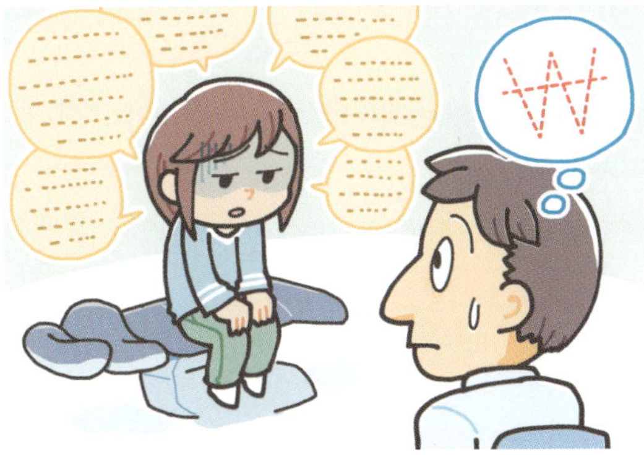

(역주: 대한민국은 청구할 만한 코드 자체가 없습니다.)

5) 환자를 화나게 하지 않으려면?

• **"신경통 같은 것일지도 모릅니다."**

'스트레스', '신경질' 등으로 말하지 않고, **가능하면 신체질환처럼 이야기**하는 것입니다. "눈으로 보거나 X선사진에 이상이 없더라도 신경통 같은 통증이 생기는 경우가 있습니다", "안일하게 마취주사하거나 이를 삭제하거나 하면 더욱 심해지는 경우가 있습니다" 등으로 피해가도록 합니다.

• **"진통제로 우선 상태를 보고, 그러고 나서도 더 아프게 되면 다시 보도록 하겠습니다."**

치수염이나 치아의 파절이라면 늦어도 며칠 내에는 전형적인 증상이 나올 것입니다. 항상 기질적인 원인을 염두에 두고 언제라도 통상적인 처치를 할 수 있도록 준비합니다.

환자의 이해를 얻기 힘든 경우에는 원인을 파악하는 작업을 잠시 그만두도록 합니다. **"현 시점에서는 이렇다고 단언할 수 없으므로, 증거가 모일 때까지 조금 경과를 봅시다"** 등으로 통원은 계속하는 것을 우선시하는 전략으로 바꿔야 할 것입니다.

6) 환자가 오래 앉아 있도록 하지 않으려면?

'잠깐 남는 시간에 진료'하고 '바쁜 시간대에 예약'하는 것이 팁입니다. 예약시간은 아침 일찍, 1회 진찰은 단시간(길어도 3분 정도)이 좋습니다. 마지막의 저녁 시간대로 돌리는 의사도 많은 것 같지만, 이런 환자에게 끝없이 시간을 주면 안 됩니다. 또한 일반적으로 저녁보다는 오전이 정신 상태가 좋습니다.

또한 진료실에서 대기하는 환자가 많은 시간대가 "다른 분들도 기다리십니다"라고 끊기가 쉽습니다. '아침에 못 온다', '약속이 있다' 등의 경우에는 그렇게 절박한 고통이 아니라고 판단할 수 있습니다. 치수염의 통증이라면 일을 쉬어야 할 정도로 참기 힘든 경우가 많습니다.

7) 여러 번 거절해도 귀가하지 않는 환자에게서 어떻게 탈출해야 하나?

(1) 환자를 귀가시키려면

치아에 대한 처치를 하지 않는 것이 환자를 위한 것이라는 생각을 전달해야 합니다. "이렇게 아픈데, 아무것도 해주지 않는 건가요?", "만약 손쓸 수 없게 되면 어떻게 하실 건가요?" 등 공갈에 가까운 이야기를 하는 환자도 자주 있습니다. 반대로 그렇게 이야기를 하는 것 자체가 통상적인 환자와 다르다는 것을 보여주는 증거이기도 합니다. 환자가 이야기하는 대로 처치하여 함정에 빠지는 위험과 경과 관찰로 잃게 되는 것의 가능성을 저울질합니다.

(2) 계속 있는 환자, 집에 가지 않는 환자에게는

"다음 환자분이 기다리셔서……", "또 다음번에 듣도록 하겠습니다", "다음번까지 조금 시간을 주십시오"라고 전달하고 치과 의사가 먼저 일어나 자리를 떠나도록 합니다.

(3) 여러 번 이야기해도 가지 않는 경우는

여러 번 귀가하도록 지시해도 듣지 않는 경우에는 '주거점유죄', 크게 소리를 지르거나 하면 '위협, 업무방해'로 경찰을 불러도 괜찮습니다. 특히 정신병적인 환자가 통상적인 설득으로 통하지 않는 경우에는 어쩔 수 없습니다.

자신의 주장만 맞다고 생각하여 타인의 이야기를 듣지 않고 위협행위를 하는 환자는 더 이상 보통 환자라고 볼 수 없습니다. '튕겨내야 할' 환자로서 응대하는 태도를 바꿔야 하는 경우도 있습니다. 좀 더 쉽게 말하자면 사실상의 진료거부를 해야 한다는 말입니다.

확신범적인 행동을 하는 경우에는, "우리 병원에서는 더 이상 진료가 불가합니다. 다른 병원으로 가보십시오"라고 진료거부를 해도 문제는 없다고 봅니다(표 4-2, 4-3).

표 4-2. 진상 환자의 대응 예(제4장 문헌 6의 기사를 토대로 표를 작성)

상용구	대응 예
원장 나오라고 하라, 왜 안 되는가	불가합니다. 병원의 규칙입니다.
책임을 져라	무슨 뜻인지 모르겠습니다. 책임을 지란 건 무엇을 이야기하는 건가요?
성의를 보여라	구체적으로 무슨 뜻인지요. 성의를 다해 설명하고 있습니다.
큰 소리로 공갈	그렇게 큰소리치면 저는 냉정하게 대답할 수 없습니다. 그렇게 소리치면 무서워서 이야기를 못하겠습니다. 경찰을 부르겠습니다.
무릎 꿇어라	안 됩니다. 더 이상 이야기하시면 경찰을 부르겠습니다(강요죄).
답을 들을 때까지 안 가겠다	다른 환자의 진료가 있으니 돌아가십시오. 돌아가라고 해도 안 가는 경우, 경찰에 신고(불퇴고죄)
그것이 이치에 맞다, 내가 틀렸는가	당신의 의견은 윗분에게 전달하겠습니다. 가능한 건 이후 개선하겠습니다.
책임자 아닌가, 당신의 판단은 어떤가	책임자이긴 하지만 이 이상은 이야기해드릴 수 없습니다. 병원과 협의 후 이야기해드리겠습니다.
사죄서를 써라, 서면으로 답하라, 이 서류에 도장 찍어라	죄송한데 그런 대응은 해드리지 않습니다. 충분히 설명하겠습니다.
돈을 내라, 어떻게 될지 모른다	협박입니까? 경찰에 신고(협박죄)
물건을 던진다면	경찰에 신고(기물파손죄, 폭행죄)

표 4-3. 진상행위와 법적 해석(제4장 문헌 6의 기사를 토대로 표를 작성)

의료종사자에게 가한 행위	법률
취해서 소리치거나 타인을 곤란하게 한다.	음주방지법
의료인이나 환자를 때리거나 차거나 찌르거나 멱살을 잡거나 하는 폭력행위	폭행죄, 상해죄
원내의 설비나 비품을 파괴	기물파손죄
의료인이나 환자에게 폭언	모욕죄
일부러 큰소리나 이상한 소리를 내면서 업무를 방해한다. 원내에서 고함치며 업무 방해	위력행위방해죄
'불행해질 것이다' 등 협박에 가까운 폭언	협박죄
음란한 행위나 발언	공공음란죄
무릎 꿇게 하거나 사죄하게 한다.	강요죄
정당한 이유가 없는데 원내에 침입해서 퇴거 지시에 따르지 않는다.	주거침입죄와 불퇴거죄
휴대폰으로 사진을 찍어 메일로 뿌리는 행위	인권침해, 초상권침해

8) 환자 이야기를 피곤하지 않게 듣는 법과 끊는 법

'싫은 환자'라고 생각하지 않도록 합니다. 아이돌이나 프로야구 선수가 왔다고 생각하고 대응하면 좋습니다. '환자를 업신여기거나 얕보면 결국 의사 자신에게 부담이 된다'는 말도 있습니다. 같은 이야기의 반복이라도 지겨워 말고 '환자가 걱정된다', '좋아지면 좋겠다'라는 마음을 계속 가져야 합니다(표 4-4). 안일하게 환자를 보는 게 아니라 담담하게 '그때마다 할 수 있는 최선'을 다하는 것이 의외로 좋은 방향으로 흘러가게 하는 것입니다.

표 4-4. 피곤하지 않게 듣는 법

하나하나 부정하지 않는다.
'그럴 리가 없다', '불가능하다' 등의 표현을 금한다.
"지금은 그렇게 생각하시는군요"라고 담담하게 넘긴다.
하지만 처치할 때에는 "이야기하고 싶은 바는 알겠습니다만, 실제 치아의 치료를 하는 사람으로서는 그 문제에 대해서는 원하는 대로 해드릴 수 없습니다"라고 선을 긋는다.

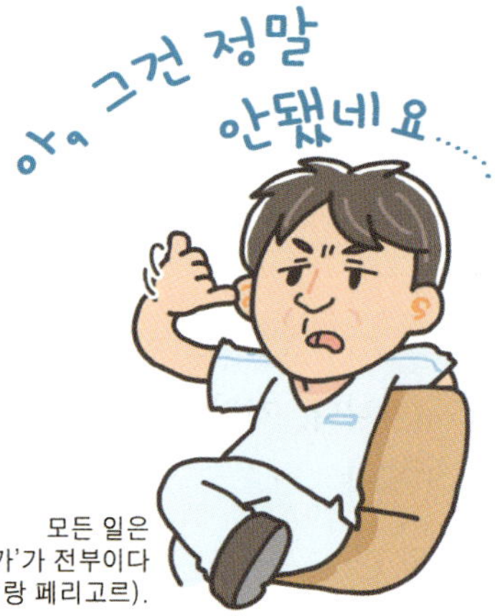

모든 일은
'어떤 태도로 하는가'가 전부이다
(샤를모리스 드 탈레랑 페리고르).

9) 전화가 빈번하게 걸려온다

배경에 있는 불안이나 공포에 주목하여 문제해결의 시작으로 삼다. **3분 이상은 이야기하지 않는다**가 팁입니다. 그 이상 길어지는 것 같으면, "전화가 아니라 다음에 내원하세요"로 일단 끊는다. 진료와 관계없는 상담이나 응급성이 떨어지는 내용에는 화를 내도 상관없습니다.

보험치료라도 전화 재진료는 받도록 합니다. 접수에는 '만성 치통에 대한 호소를 경청하고, 불안을 경감시키는 대처법의 지시를 시행하였습니다.'라는 정도로 보고합니다. 횟수가 많을 때는 '치과 치료나 통증에 대한 불안이 강해 여러 번의 전화 대응을 어쩔 수 없이 시행하였습니다.'라고 기록합니다.

10) 이상한 의치? 교합조정의 여지가 있을 것 같은데……

초진 환자에게서 묘하게 교합고경이 높고 교합지가 금방 빠질 것 같은 의치를 봤을 때는 주의해야 합니다(그림 4-11). 어쩌면 교합 관련 부정수소(phantom bite syndrom)(32쪽 참조)일지도 모릅니다. 바로 삭제하거나 레진을 첨가하지 말고 지금까지의 경위를 들어봅니다. 실은 근처의 치과를 전부 쓰러뜨리고 온 강자일지도 모릅니다. 집 주소가 묘하게 멀 때도 주의해야 합니다. 여기저기서 거부당한 결과, 근처의 개원한 곳을 노리고 온 것인지도 모릅니다. 아는 사람을 경유해서 왔다면, "그 선생님이 어려우면, 저에게도 무리입니다"라고 거절하는 것도 용기입니다.

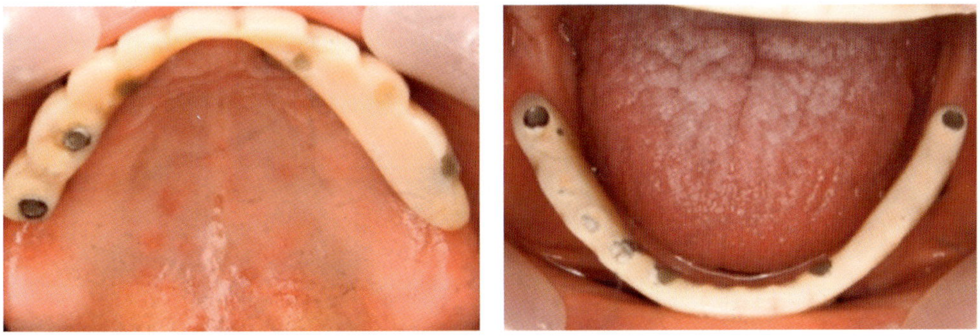

그림 4-11. 호소에 휘둘려 원형을 잃은 임플란트 의치.

11) 돈을 돌려달라고 한다

기본적으로 응할 필요가 없습니다. 하지만 '돈을 돌려주고 이 환자는 다시 보고 싶지 않다'는 경우도 많이 있습니다. 개인이 결정하지 말고 치과의사회의 소송처리위원회와 상담하여 합리적인 해결법을 찾도록 합니다.

12) 정신과 의사와 말이 통하지 않는다

열심히 편지를 써서 정신과에 의뢰했는데, 전혀 의미 없는 답변이 돌아와서 낙담하는 경우가 있습니다. 그때는 '정말 죄송하지만, 한번 직접 통화로 상담할 수 있을까요?'라고 답변을 써서 괜찮은 시간대를 알아둔다. 전화로도 대화가 안 되는 경우가 있기도 하겠지만(92쪽 참조), 여러 번 반복하여 치과 쪽의 곤란함을 설명하고 이해하게 하든지, 정말 안 될 것 같으면 다른 정신과 의사에게 의뢰하도록 합니다.

칼럼 되도록 건강한 부분을 보도록 하자

정신과 환자든지 치과심신증 환자든지 간에 대응할 때에 공통적인 요령이 있습니다.

그것은 환자의 '좋은 점에 초점을 맞춘다'입니다.

일상생활에서 '하고 있는 것', 그 사람에게서 '귀여운 점', '생각지 못한 특기' 등등 어떤 세세한 것이라도 괜찮으니 그 환자의 '좋은 점'을 찾으려고 노력하는 것입니다.

의료인은 보통 '나쁜 점'을 찾아내어 그것을 '치료하고 싶어' 하는 습성이 있습니다. 특히 치과에서는 그것이 기계적으로 가능한 면이 많고, 완벽주의의 정도가 심할 때가 있습니다. 망상적인 이야기를 "그게 아니라!"라고 하면서 열심히 수정하려 해도 안 됩니다. 환자는 더욱 상태가 안 좋아집니다.

병적인 부분에서 벗어나 '이 사람은 안 된다 안 된다 하면서도 이런 건 잘하네', '항상 태도도 안 좋고 뭘 생각하는지는 모르겠는데, 틀니를 깨끗하게 해서 주면 살짝 웃기도 한다'는 등 뭔가 좋은 점을 찾아내어 거기에 관심을 가집니다. 병을 나쁘게 할 가능성도 적고, 환자도 그런 화제가 기쁠 것입니다.

제 5 장

대응의 실제와 주의사항

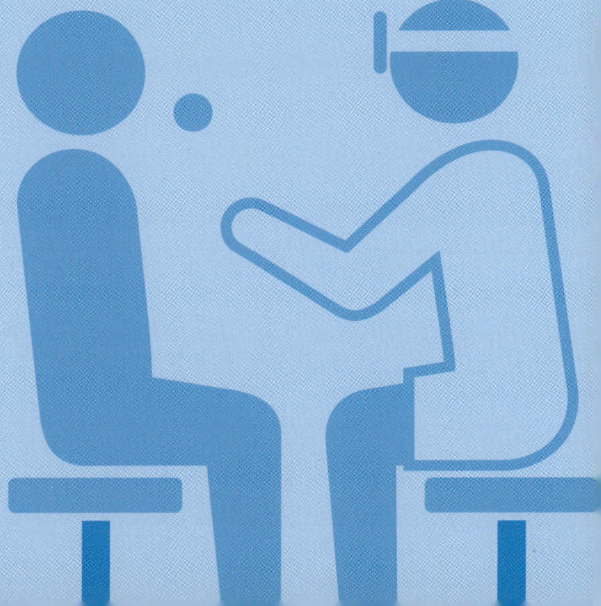

1 우선 처방해야 하는 것은 '납득과 안심'

호소하는 것이 많은 환자의 대응에서 우선 생각해야 하는 것은 다음과 같은 '전장(battlefield)의 환경' 입니다.

- **시간은 몇 분 쓸 수 있는가?**
- **진료실의 환경은?**
- **주위에 '다투는' 것처럼 보이지 않게 하기 위해서는?**

원장이 환자와 소리를 높여 이야기를 하고 있는 상황은 개업의라면 어떻게든 피해야 합니다.
그러기 위해서라도 다음과 같은 점들을 주의해야 합니다.

Key point

적절한 대응이란,

- **환자의 머리 위에 서서 부정하지 않는다.**
- **이론과 이론의 다툼에 휩쓸리지 않는다.**
- **문진표의 증상을 읽고 "고생하셨네요!"라고 말한다.**
- **입을 만져주고 봐준다.**
- **마지막에 가볍게 칭찬해준다(치과는 자주 '지도', '질책'을 한다).**

여기서

① 문진표에 적힌 증상을 읽도록 합니다. "혀가 따끔따끔하고 낫지를 않고, 입안이 마르고, 맛이 이상하다…… 등이군요" 등으로, 환자가 이야기한 그대로로 충분합니다. 그런 다음 환자의 긴 이야기를 듣는 것이 아니라 바로 "고생하셨네요!"로 끊는다. 그다음,

"치아 때문에 큰 고생을 하셨네요!"

"암만 아니면 되지, 그렇게 생각할 문제도 아니잖아요, 그렇지요?"

"거의 죽고 싶을 정도로 힘드셨던 건 아닌가요?"

등으로 '이 선생님이라면 좀 알아줄 것 같습니다.'라고 생각하게 하여 대화가 가능한 분위기를 만드는 것이 가장 중요한 첫걸음입니다. 환자가 지금까지 해온 것이 닥터쇼핑이나 민간요법이라도 환자의 노력은 나름 존중해주어야 합니다.

그다음에는,

② 입을 만져주고 봐줍니다.

괜찮다고 생각하더라도 전문영역은 꼼꼼하게 확인합니다.

치료가 필요한 치아가 있더라도 안일하게 덤비지 않는 자제력이 필요합니다.

③ 마지막으로 환자를 **칭찬해줍니다.**

치과는 '지도', '질책', '공갈'이 되기 쉬우므로

"양치 잘하고 계시네요."

"깨끗하게 관리되고 있습니다"라고 칭찬해줍니다.

만나자마자 약간 양치가 되지 않은 부분이나 치석 등에 신경 쓰더라도 아무 좋은 일이 없습니다. 치료 관계가 형성되고 나서 함께 노력하면 되는 부분입니다.

④ 이전의 의사를 칭찬해줍니다.

"치료가 잘되어 있습니다."

"꼼꼼하게 잘 봐주셨네요."

"열심히 노력한 흔적이 보입니다."

타인을 낮춰서 자신이 우위에 서려고 하는 비열한 행위는 결과적으로 자기에게 불리합니다.

'이 선생님이라면 봐줄 것 같습니다.'라고 생각하게 하여 대화가 가능한 분위기를 만들고 나면, 의외로 환자는 같은 이야기를 여러 번 반복해서 이야기하지 않습니다(제4장 19 참조).

1) 환자의 이야기가 길어질 때는 이럴 때 (PIPC)

딱 잘라 말해 다음과 같은 3가지 패턴입니다.

① 지금까지의 경위를 이야기할 때

② 이렇게 된 이유를 이야기할 때

③ 자기 이외의 사람에 대한 이야기를 할 때

교과서대로 열린 질문(open question)을 하면, 갑작스레 화제를 이것저것 주는 것과 마찬가지로 정리가 되지 않습니다. '경청'은 자멸행위에 가깝습니다. 게다가 이야기를 듣는 시간의 길이와 환자의 만족도는 비례하지 않는다는 훌륭한 증거도 있습니다(그림 5-1).

전략이 없는 경청은 '독'이 되기도 합니다. 이전 의사에 대한 원망을 깊게 하고, 환자의 후회를 심하게

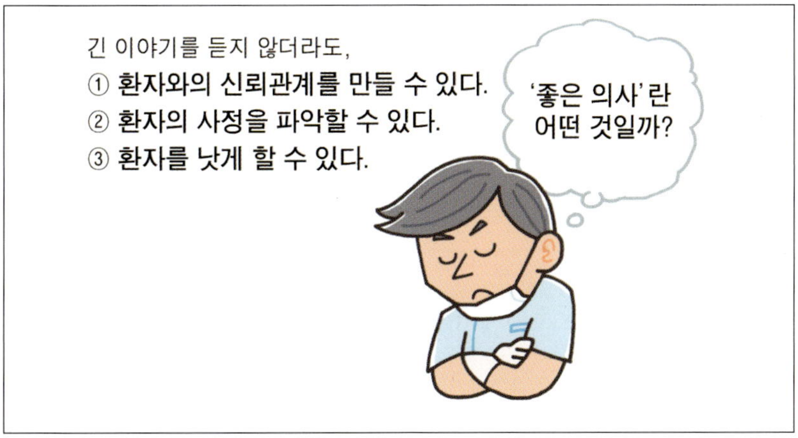
긴 이야기를 듣지 않더라도,
① 환자와의 신뢰관계를 만들 수 있다.
② 환자의 사정을 파악할 수 있다.
③ 환자를 낫게 할 수 있다.
'좋은 의사'란
어떤 것일까?

그림 5-1. 이야기를 듣는 시간의 길이와 환자의 만족도는 실제로는 비례하지 않는다. (PIPC)

하며, 망상을 강화하게 되기도 합니다.

의료인은 '좋은 사람'처럼 보이는 것보다 환자에게 무엇이 가장 좋은가를 선택해야 합니다.

2) 환자의 긴 이야기가 나오지 않게 하는 기술 PIPC

진료에 관계없는 이야기를 '이야기하게 하지 않는다', 묻고 싶은 것을 '듣는다'입니다.

① 처음에 환자의 고통과 고생을 위로합니다.

상황에 따라서는 처음 몇 분간을 환자에게 제공하는 것이 유효합니다. 그때도 68쪽 ①에서 이야기했듯이 '이야기하지 않더라도 알고 있다'고 생각하게 만드는 전략적인 단어를 사용하도록 합니다.

② 긴 이야기는 바로 끊습니다.

전략 없는 경청은 금물입니다. 그렇다고 환자의 이야기를 마음대로 끊으면 치료 신뢰관계가 깨집니다. 우리가 듣고 싶은 질문은 포맷에 정해져 있습니다. 그 질문을 하기 전에 '맞장구'와 '승인'을 끼워 넣는 것이 중요한 점입니다(그림 5-2).

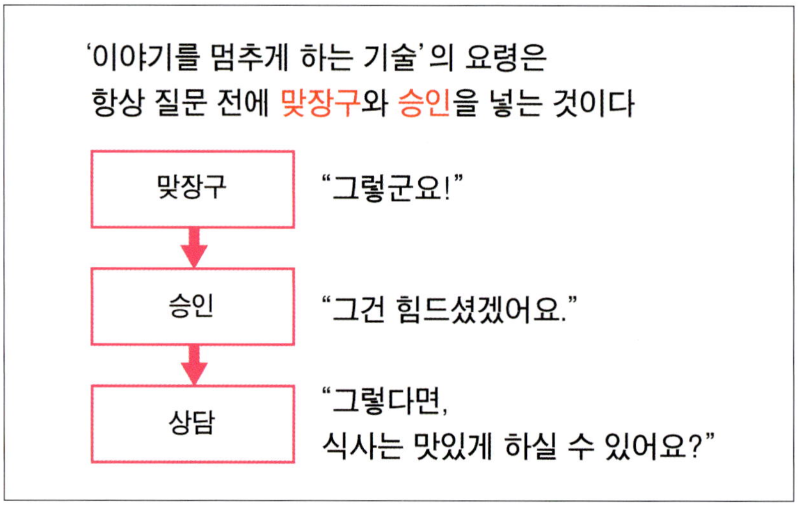

그림 5-2. 긴 이야기를 멈추게 하는 기술. PIPC

환자의 호소에 "그렇군요!"라고 맞장구치면, 다음과 같은 승인으로 막도록 합니다.

"그건 힘드셨겠어요."

"정말 노력하셨네요."

"그땐 그럴 수밖에 없었겠네요."

이것이 카운터처럼 먹히면 순간적으로 환자는 글썽거리면서 관계가 깊어지기도 합니다.

③ 맞장구의 여러 가지

그렇다고 항상 "그렇군요!"만 반복하다 보면 제대로 듣고 있지 않다고 느끼는 환자도 있습니다("당신은 그렇군요만 할 줄 아는군요!"라고 화내는 사람도 있습니다). 그러므로 그림 5-3과 같은 문장을 무작위로 반복하면 좋습니다.

④ 그래도 계속 이야기가 끊임없이 나와서 멈추지 않고, 요령이 먹히지 않는 환자에게는?

"지금 가장 불편한 건 무엇인가요?"

"가장 해결해주면 좋을 문제는 무엇입니까?"

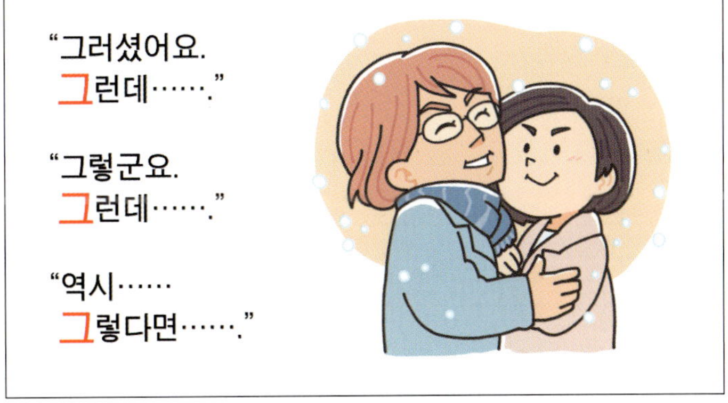
"그러셨어요.
그런데……."
"그렇군요.
그런데……."
"역시……
그렇다면……."

그림 5-3. 반복해야 할 문장
(후쿠이대학 의학부속병원 구급과·통합진료부 하야시 히로유키 교수로부터)

등으로 좁혀서 이야기하는 게 좋습니다.

그래도 '저기 치과에서 이래저래'나 '시어머니가 이래저래'로 탈선해버리는 환자에게는 "이 치과에서 해결하고 싶은 가장 큰 문제는 뭔가요?"라고 질문을 하도록 합니다.

⑤ '환자의 긴 이야기를 듣지 않는 기술'이란

간단히 말하자면, 이야기를 들어준 시간은 짧지만 '오늘은 이야기를 잘하고 왔다'라고 환자가 납득하고, 의사 자신도 이야기를 듣는 시간이 고통스럽지 않도록 하는 기술입니다. '설통증인가?'라고 생각하면 바로 PIPC포맷을 도입합니다. '뭐든지 정신과로!'라는 것도 능력 부족이며, 정신과에서 봐야 하는 질환을 치과에서 떠안는 것도 난센스입니다. 단시간에 결정하기 위해서는 연습만이 답입니다. 100가지 증례 정도 MAPSO를 경험하고 나면 대부분 판단이 곤란한 증례는 적어집니다(그림 5-4).

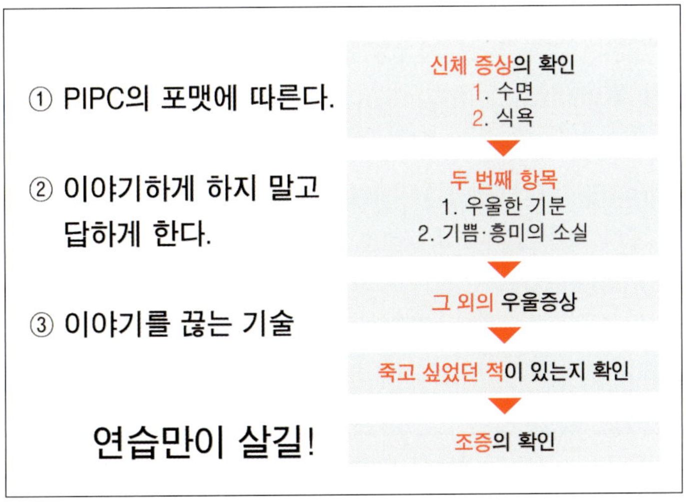

그림 5-4. 단시간에 끝내기 위해서는 기술도 필요. (PIPC)

2 '접수 → 치과위생사 → 치과 의사 → 수납'의 흐름으로 대응

실은 '이 환자가 심신증인지 아닌지'의 결정은 치과 의사만 할 수 있는 게 아니다. 의료진이나 위생사가 재빠르고 정확하게 보고 있는 경우가 많습니다.

Key point

여기서 냄새가 난다, 멘탈계 환자

- 화려한 패션
- 이야기가 의미불명
- 화장이 부자연스러움
- 치과 의사의 이야기를 끊고 이야기를 계속한다.
- 젊게 보임
- 먹다 흘린 흔적
- 이상하게 기분이 좋은 사람
- 말이 불분명하다 등

한편 '치료'도 원장 혼자서 하는 것이 아닙니다. 접수→치과위생사→치과 의사 등과 같은 흐름이 이미 '치료적'인지 '비치료적'인지에서 결정되기 쉽습니다. 접수나 치과위생사가 알아채고 적절한 말과 대응을 하는 것으로 이미 커다란 '치료'가 됩니다. 반대로 아무리 원장이 노력하더라도 마지막 수납에서 환자의 꼬리를 밟아 '안 좋은 느낌'을 주게 되면 그날의 노력이 전부 헛수고가 됩니다.

원장 혼자서 그 환자의 이야기를 계속 들을 필요는 없습니다. **각 단계의 의료진이 환자에게 조금씩 '치유'를 주는 것입니다. 그 치과 전체가 그 환자를 안아주는, 도와주는 분위기가 있는 것, 그것이 '치료적'인 진료 환경입니다.** 원내의 모두가 '이 환자는 이러한 이야기를 가지고 살고 있으며, 이런 문제로 곤란해 하고 있다'라고 환자의 생활을 돌봐주는 느낌을 주는 것입니다. **'증상만 보는 것이 아니라 생활을 본다', '의료진 모두가 조금씩 환자를 힘내게 한다'**는 것이 제대로 되는지 안 되는지는 가까운 슈퍼마켓에서 환자를 만났을 때 환자에게 인사를 할 수 있는지 도망치는지로 알 수 있는 것입니다(!).

대화 기술은 닦을수록 빛납니다.

NHK의 '종합진료의 닥터G'에서 유명한 후쿠이대학의학부속병원 구급과·종합진료부(ER), 하야시 히로유키(Hayashi Hiroyuki) 교수의 비밀스러운 기술을 소개합니다.

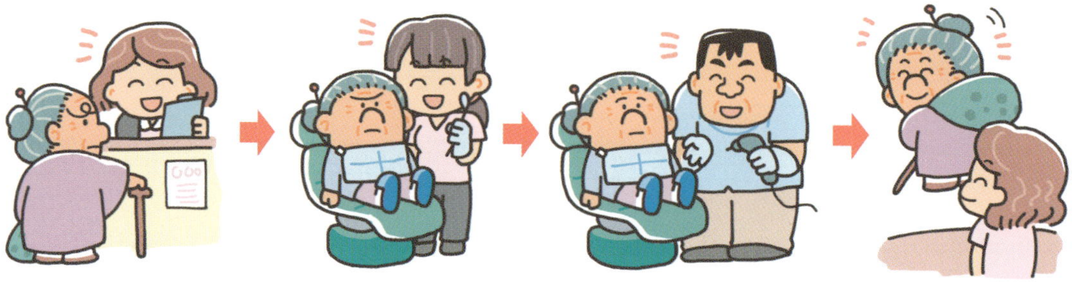

원내 의료진 모두가 조금씩 돌봐주는 것이 '치료적'

1) Dr. 하야시(Hayashi)의 비기(일부 수정)

- **인사·맞장구**: 우선 처음에 이쪽부터 이야기를 건다. '듣고 있어요'라는 메시지도 빠지면 안 된다.
- **대강(적당한 정도)**: 환자의 이야기를 너무 들으면 안 된다. 좋은 이야기는 경청하고 부정적인 이야기가 반복된다면 대강 흘린다.
- **끄덕거림**: 환자의 페이스에 맞추는 것이 프로. 작게 끄덕거리고, 이때다 싶으면 크게.
- **미소**: 표정근을 평소부터 단련해둔다. 아이돌을 만났을 때처럼 환하게 웃어준다.
- **한번 정리**: 이야기를 정리해서 되물음으로써 서로의 생각 차이를 줄인다.
- **감동**: 적당히 오버액션을 하는 정도가 좋다. 환자가 슬퍼하면 슬픈 얼굴, 좋아하면 미소로 돌려준다.
- **듣고, 듣고, 듣는다.**: 우선은 포맷대로 '듣는다', 환자의 답을 열심히 '듣는다', 확인하기 위한 질문의 대답을 '듣는다'. 만족도와 진단의 정밀도가 높아진다.
- **불평을 걸러낸다**: 반성할 것은 반성하지만, 영 말도 안 되는 경우에는 비록 귀로 들더라도 뇌로 보내지 않는다. 쓸데없이 의료인의 스트레스를 증가시킬 필요는 없다.
- **경의**: 모든 환자를 리스펙트! 말투에 신경 쓰고, 환자의 이름을 의식하고 여러 번 불러준다.
- **긍정**: 의학적으로는 '?'라도 우선은 환자의 이야기를 받아준다. 하나하나 비판하지 말고 '그렇게 생각하고 계시군요.'라고 우선은 수용한다.

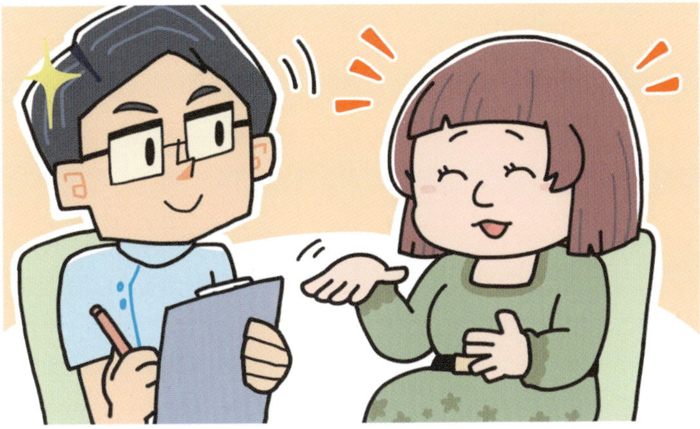

3 '정신적인 문제로 취급'을 받아서 기분 좋은 환자는 없다

정신과의 기왕력이나 치료이력의 파악은 아주 중요합니다. 하지만 환자는 '치아 문제'라고 생각하여 내원했다는 것을 잊으면 안 됩니다. 어떤 치아나 입에 불편하거나 괴롭거나 불쾌한 증상을 자각하고 있다는 것은 사실일 것입니다.

정신과에서 치료를 받고 있는 환자라도 '이것은 치과 문제다'라고 생각하고 치과에 온다는 것입니다. 정신적인 것이라고 생각하면 주치의에게 상담을 할 것입니다.

여기서 잘못해서 '아, 멘탈!' 등으로 안일하게 흘려버리면 생각지 못한 문제의 원인이 됩니다. 적어도 환자에게 만족과 안심을 제공하는 것이 힘들어집니다.

대강 봐서 이상이 없어 보이더라도 구강 내를 꼼꼼하게 진찰합니다. 필요한 검사는 꼼꼼히 시행합니다. "우선 지금은 문제가 없어 보입니다"라고 이야기하더라도, **"변함이 있으면 바로 내원하세요"라고 재진할 수 있게 해둡니다.**

생각지 못한 함정은 항상 입을 열고 있습니다(제4장 16 참조).

정신질환의 기왕력이 치과 질환을 부정하는 것은 아닙니다. 오히려 호소가 복잡해져 놓치고 있지는 않은지 더욱 주의가 필요합니다.

칼럼 교우관계를 넓히자

어떤 일도 혼자보다는 함께, 게다가 다른 업계의 사람들과 같이 일하는 것도 즐거운 일이며 관계의 깊이나 넓이도 더해지는 것입니다. 문제해결 능력도 훨씬 좋아집니다. 특히 힘든 일, 고된 일일수록 '동지'나 '우군'이 필요합니다.

필자에게 PIPC연구회의 이데 히로유키(Ide Hiroyuki) 선생, 미야자키 히토시(Miyazaki Hitoshi) 선생, 키무라 카츠토모(Kimura Katsutomo) 선생, 그리고 하야시 히로유키(Hayashi Hiroyuki) 교수와의 만남은 요행이었습니다. 지금은 의료연계, 다직종 협업의 시대입니다. '마음의 문제'를 시작으로 하여 여러 우수한 선생님들과 '친구'가 된 것은 행복한 일입니다. 우수한 선생님들 덕분에 이 책이 나왔습니다. 감사드립니다!

4 말해도 되는 것, 안 되는 것

본과(동경의과치과대학 치과심신의료 외래)에 내원하는 환자는 여러 치과의원이나 병원치과, 마지막에는 대학병원까지 전전해온 환자가 많고, 지금까지 치과 진료를 받은 이력에서 어떤 대응을 받아왔는지가 보이는 경우가 있습니다.

거기서 느끼는 것이 각 의료기관 의료진의 당혹감과 무력감입니다.

'치과의 문제가 아니다.'

'치과적인 이상이 없다.'

최근에는 '감각의 문제'라는 것이 유행하는 것 같습니다. 전부 환자의 곤란함은 정체 잃은 채로 있습니다. 그렇다고 앞에서 이야기했듯이 '심인성'의 뉘앙스는 결코 치료적으로는 작용하지 않습니다. 의사들의 진단을 어떻게 전달하는 것이 좋을까요?

1) 잘 이야기하는 법

① **'……일지도 모른다', '……가 아닐까 생각한다'라는 부드러운 말로 단정을 피합니다.**

② 되도록 기질적 질환처럼 설명하는 것이 무난하게 받아들여질 가능성이 높아 보입니다.

③ '신경질'이라는 것보다는 **"무언가에 의해 입안의 감각이 민감해져 있는 게 아닐까라고 생각합니다"와 같이…… "심인성의 통증보다는 신경통과 같은 게 아닐까라고 생각합니다"처럼.**

④ 한번으로 납득되지 않는다면 **"1주일 정도 상태를 보고 판단하게 해주십시오" 등과 같이 날을 바꿔서 여러 번 같은 설명을 반복합니다.** 처치나 투약을 원하는 환자도 적지 않지만, **"무언가를 시행하게 되면 현재의 문제점을 판단하기가 어려워지므로, 이 상태로 어떻게 되어가는지 경과를 보게 해주십시오"로 버팁니다.**

⑤ **'우선은'이란 처치는 가끔 '하지 않는 것이 낫다'가 되기도 합니다.**

말해도 되는 것, 안 되는 것

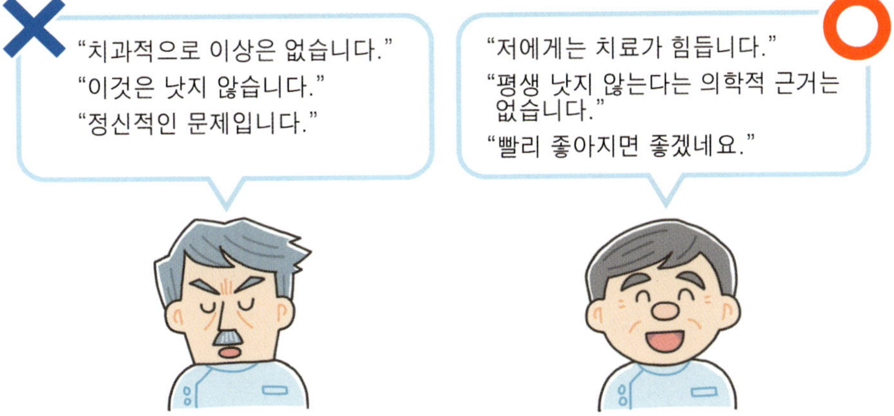
"치과적으로 이상은 없습니다."
"이것은 낫지 않습니다."
"정신적인 문제입니다."
"저에게는 치료가 힘듭니다."
"평생 낫지 않는다는 의학적 근거는 없습니다."
"빨리 좋아지면 좋겠네요."

5 '해보지 않고서는 모른다!'로 흘러가지 않는다

특히 교합 관련 부정수소(phantom bite syndrom)의 환자에게 많지만, 자기가 생각하는 대로의 처치를 요구하며 한 발자국도 움직이지 않는 환자들을 가끔 경험합니다. 예를 들면 다음과 같은 환자들입니다.

"이 치아를 약간만 갈아주면 나을 것 같습니다."
"여기를 조금만 높여주면 좋아질 것 같습니다."
"이 치아를 뽑으면 시원해질 것 같습니다."

교합 문제는 최근에는 도전적인 의사들이 많이 줄었지만, "이것은 감각이 아니라, 물리적인 문제이므로!"라고 강하게 반론하면 잘 설명하지 못하고 하기 싫어도 처치해야 하는 경우도 끝이 없습니다.

협박조의 말로 "해보지 않으면 모르지 않냐!"라고 하면 피하기도 힘듭니다.

1) 휩쓸리고 나면 어떻게 피해야 하는가

내과나 외과에서 이렇게 이야기하는 환자는 많지 않은 것 같지만, 왠지 모르게 치과에서는 간단하게 전문의의 치료방침에 반대하는 환자가 적지 않습니다. 그렇다고 여기서 손을 대면 '지는' 것입니다. 전문직이 일반인에게 지시받아서는 이길 리가 없습니다. 그 상황은 넘기더라도 결국은 "선생님이 치료한 곳이 안 좋아졌습니다"라고 하면 결국 나쁜 사람이 되고 맙니다. '환자 본인이 해도 괜찮다고 해서' 절대 넘어가선 안 됩니다. "여기는 국립대학이고 최고 아닌가요?"라는 '도발'에 져서 지옥을 본 치과 의사도 이 병원에 많습니다.

2) '져주는 것이 이기는 것'일 때도 있다

어쨌든 뭐라고 하든지 간에 **'져주는 것이 이기는 것'**입니다. **"그렇게 이야기하시더라도 저는 나빠질 것 같은 곳에 처치를 하지는 못하겠습니다", "잘못되어 더 나빠질 것이 걱정됩니다", "꼭이라고 이야기하셔도 저는 안 됩니다"** 등등 뭐라고 하든 간에 피해를 최소한으로 줄이는 것이 중요합니다.

3) 치과 치료를 멈추는 것의 의의

의미 없는 치과 처치의 반복으로 증상이 더욱 확대·고정·악화되어 난치성이 되어가는 '치통'이나 교합의 문제가 있다는 것입니다. 치과 치료는 일단 중지하여 말초에서 뇌로의 불필요한 자극을 멈춥니다.

'이제 모르겠다'가 아니라 '일시적인 휴식'입니다. 낫기 힘든 통증을 환자와 함께 걱정해주면서 증상의 개선을 천천히 기다리는 내과 의사와 같은 자세가 필요합니다.

중요한 것은 '환자에게 좋은 치료가 제공되고, 그에 따라 환자나 가족이 얼마만큼 만족하는가'입니다.

6 '이 치아만 치료해주면 된다'의 함정 – 인지적 절약(Cognitive economy)과 '원인의 착각'

1) 왜 '이 치아만……'이 되는가?

치통이나 의치부적합 등의 치과적 증상은 환자에게는 '치료의 실패다', '치과 의사가 잘못했다'라는 인과예측이 강하게 성립하기 쉽습니다. 하지만 항상 모든 경우가 꼭 그렇게 간단하지 않다는 것을 치과 의사는 알고 있습니다.

하지만 환자는 계속 "이 치아를 뽑아주세요", "여기를 삭제해주세요" 등으로 성급하게 치과 처치를 원하기 마련입니다. 왜냐하면 '이 치아가 안 좋아서 아무것도 할 수 없다', '이가 아파서 아무것도 못 먹겠다'라고 계속 생각하기 때문입니다. 빨리 이 안 좋은 상황을 어떻게 하고 싶다. 동경대학의학부부속병원 마취과·통증진료센터의 카사하라 사토시(Kasahara Satoshi) 선생님이 이야기하는 '원인의 착각'이라는 현상이 생기기 쉬운 것입니다.

2) '원인의 착각'

'원인의 착각'이란 '통증'이나 '분노', '불안' 등의 내적 체험을 유일한 원인으로 생각하는 것입니다. 이 착각에 빠지면 '무엇인가를 하기 위해서는 이 원인을 제거하지 않으면 안 됩니다.'라고 생각합니다.

'아픈 동안에는 아무것도 할 수 없다'→'이가 낫고 나면 좋아질 것'이라는 언어의 함정입니다. 하지만 진짜 원인은 거기 있지 않으므로 아무리 뛰어난 치과 의사가 처치하더라도 증상은 좋아지지 않습니다. 그리하여 환자는 하나하나 명의들을 쓰러뜨리게 되는 것입니다.

3) 인지적 절약(Cognitive economy)

사람이 필요 이상으로 인지자원을 사용하지 않는 경향이 있다는 것을 '인지적 절약'이라고 합니다. '인지자원'이란 주의를 기울여 생각한다, 기억한다 등과 같은 인지활동에 필요한 능력을 이야기합니다.

뇌는 대량의 정보를 처리하지 않으면 안 되므로 가능한 한 정신적 에너지를 절약하고 싶어 하는 성질을 가집니다. 노인과 같이 인지기능이 떨어지는 경우에는 얼핏 보면 괜찮아 보이더라도 용이하게 이 '인지의 착각'에 안주하여 고정된 사고에 빠지기 쉽습니다. 힘들 때일수록 뇌를 사용하지 않아도 되는 편한 생각이 인지적 절약입니다. 결국 뇌가 편하기 때문입니다.

7-1 어느 날의 진료실에서 생긴 일

환자는 50대 주부. 15년 전에 장착한 #13-23의 메탈브리지를 다시 제작하였습니다. 재진 때마다 오고 구강 위생상태도 양호합니다. 남편도 이 병원에 내원하고 있습니다. 지금까지 특별한 문제도 없었고 비보험진료 위주의 단골입니다. 하지만 세팅하고 3개월 후,

: "선생님, 이전에 넣은 보철물이 계속 걸리적거리는데요. 신경 쓰여서 혀를 갖다 댔더니 얼얼해지기 시작했어요."

: "우선, 한번 볼까요? (미러로 보고, 손가락으로 만져서 확인함) 음, 여기인가요?"

: "네, 거기예요, 거기!" (특별히 문제는 보이지 않음)

: "음, 특별히 나빠 보이지는 않는데……. 그건 그렇고 식사는 괜찮아요?"

: "먹는 건 괜찮아요." (염증이나 신경통은 생각하기 힘듦)

: "그렇군요. 우선은 가글 약으로 상태를 좀 보겠습니다."

: "하! ……." (마지못해 동의함)

그 1개월 이후,

: "선생님, 또 이전에 넣은 보철물이 안 좋은데요. 혀도 이제 따끔거리기 시작했어요." (좀 공격적인 어조로)

: "우선, 한번 봅시다. (미러로 보고, 손가락으로 만져서 확인함) 음, 여기인가요?"

: "네, 거기예요, 거기!" (역시 특별한 문제는 보이지 않음)

: "식사는……?"

: "먹을 수 있어요. 그래도 뜨거운 거나 매운 게 불편해요. 이것 좀 갈아주세요."

: "음……."

자, 여기서부터 선생님이라면 어떻게 하겠습니까?

① 바로 보철물을 연마하고 돌려보낸다.

② "문제는 없습니다" 하고 방치한다.

③ "감각의 문제인 것 같습니다"라고 설명하고, "그렇게 이상하다고 생각하면 정신과에서 진료를 받아보세요"라고 튕겨낸다.

④ 기타

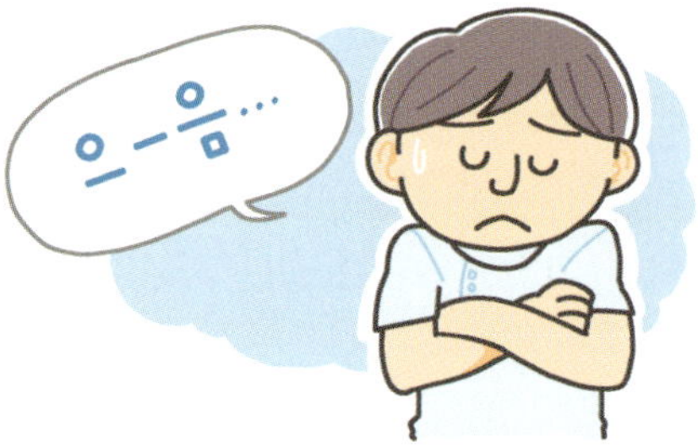

자, 어떻게 헤쳐나갈 것인가요? 다음으로 갑니다.

7-2 자, 어떻게 헤쳐나갈 것인가?

아무런 문제가 없는 것처럼 생각되는 치아의 이상감각을 호소하는 환자에게 곤란함을 느끼고 있습니다. 자, 이것을 어떻게 해결해야 할까요?

대응 ① 바로 보철물을 연마하고 돌려보낸다.

그때는 괜찮을지도 모르지만, 똑같은 호소를 반복하여 보철물에 구멍이 생길 때까지 연마하게 될지도 모릅니다. 어찌됐든 간에 빠르건 느리건 "이 이상은 불가능합니다"라고 이야기를 해야 할 상황에 마주하게 됩니다.

대응 ② "문제는 없습니다" 하고 방치한다.

환자의 호소는 공중에 뜬 채 갈 곳을 잃어버립니다. 그 상황은 어떻게든 넘어가겠지만, 환자의 마음은 의사에게서 멀어질 것입니다. 차차 관계가 나빠지고 치과 치료도 잘 안 되게 됩니다.

대응 ③ "감각의 문제인 것 같습니다"라고 설명하고, "그렇게 이상하다고 생각하면 정신과에서 진료를 받아보세요"라고 튕겨낸다.

실은 이런 의사는 주간지나 인터넷에서 '악덕 치과 의사'의 본보기로 묘사되는 진료 스타일입니다. 대부분의 환자는 이런 이야기를 들으면 다시는 그 치과에 오지 않을 것입니다. 안 좋은 평판이 동네에 퍼지게 되고, 만일 소송에 들어가면 이 한마디 때문에 지게 될지도 모릅니다.

이러한 증례를 '치과적으로 이상 없다'며 안이하게 정신과 의사에게 의뢰하더라도 좋은 일은 없습니다. 이런 증례는 대부분 정신과 의사의 진료영역에서 벗어나 있기 때문입니다. 환자에게는 "치과 의사를 소송에 걸면 나을걸요, 하하!"라면서 방치하는 정신과 의사도 있습니다.

치아를 건드려도 안 되고, 안 건드려도 안 되고…….
오랫동안 관리해온 환자를 잃지 않고, 이 상황을
어떻게 타개해나가야 할까요?

아직 이야기는 계속됩니다!

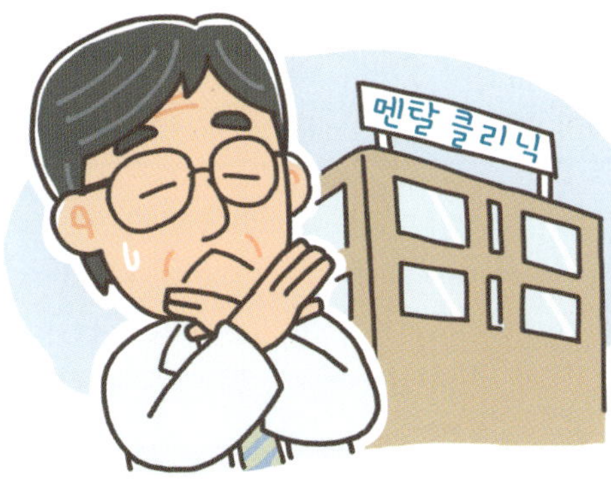

7-3 이런 방법은 어떨까?

이제는 '설통증일지도…….'라는 생각이 들기 시작할 것입니다. 하지만 문제는 지금까지의 보통 치과의사 모드에서 갑작스레 '심리 치료' 모드로 바꾸어 너무 극단적으로 타이밍이 잘못되면 환자와의 관계가 무너집니다. 이때에는 얼마만큼 '보통처럼'(멘탈 환자 취급하지 않고) 상대하는가가 중요합니다.

: "제 생각으로는 여기를 조금만 둥글게 하면 좋아질 것 같은데요……."
: "그렇군요. 하지만 처음 2~3개월은 아무렇지 않았잖아요!"
: "그렇죠. 그렇지만 요즘은 너무 신경 쓰여서……. 특히 밤이 되면 더해요."
: "호오! 그렇군요. 맛이 이상하거나 그렇지는 않나요?"
: "그러고 보니 요즘, 조금……."
: **"확인하는 건데, 지금까지 겪은 내과나 외과적 질환에 대해서 좀 알려주시겠어요?"**
: "맹장수술 정도밖에 없어요."
: **(시간을 주지 말고) "지금까지 정신과나 신경과에 다니신 적은 없나요?"**
: "특별히 없어요."
: **"가족 중에서는 정신과나 신경과 다니시는 분은 안 계시나요?"**
: "어머니가 지금 치매라서 좀 돌보기가 힘들죠."
: (이하 PIPC포맷대로 확인해간다. 가정 내의 인간관계는 양호하지만, 모친을 돌보는 데 남편이 약간 비협조적인 것 같다. 불면증이나 권태감과 약간의 짜증이 있는 정도)
"그렇군요, 힘드시겠어요. 치아에 대해서는 치과 치료 이후에 입안에 이러한 불쾌한 증상이 생기는 경우가 있습니다. 어쩌면 설통증이라는 병일지도 모르겠습니다. 저 혼자로는 진단과 치료가 복잡해서, 대학병원에 전문적인 분이 계시니까 한번 상담해보시는 게 어떨까요? 의뢰서도 써드리겠습니다."(고등의료기관 진료를 권함)
: "이게 좋아진다면 어디든지 가볼게요. 잘 부탁드려요."

…… 여기서 안심하면 안 됩니다. 신중하게 대응을 계속합시다. 다음!

7-4 숨겨놓은 방법

환자가 고등기관에 가는 것에 동의하고 나면, 우선 안심될지도 모릅니다. 하지만 그렇게 쉽게 넘어가지는 않습니다. 환자의 '이 치아가 문제'라는 생각은 상당히 강한 경우가 많습니다. **'불필요한 처치는 하지 않는다'가 원칙**이지만, 원칙을 깨야 하는 경우도 있습니다.

(대학병원 진료를 따뜻하게 권유했지만)

: "아뇨, 저는 아무리 생각해도 여기를 좀 둥글게 해주면 좋아질 것 같은데요."

: "음, 치과 의사인 제가 보기엔 그렇게 괜찮아질 것 같지도 않습니다만……."

: "진짜 조금만 갈아주시면 돼요. 여기를 약간만……."

(한동안 대화를 하지만, 환자는 포기하지 않고)

: "그렇게 이야기하시면 어쩔 수 없네요. 진짜 조금이에요. 하지만 이것으로도 괜찮아지지 않으면 대학병원에 가보셔야 돼요."

: "알겠습니다. 고집 피워서 죄송해요."

(녹색 실리콘으로 약간만 연마)

: "자, 이 정도로 한번 상태를 보죠. 좋아지면 OK, 그대로라면 다음 방법을 생각해봅시다."

: "감사합니다."

다음번에 주소가 없어지면 그걸로 좋은 것이고, 그대로라면 전문의 상담으로 의사결정이 정리됩니다. 무엇보다도 누구도 상처받지 않습니다. 여러 번 연마를 요구하면, "약속을 지키셔야죠"라고 거절합니다.

이 방법은 난치성 교합 관련 부정수소(phantom bite syndrom)에서도 응용 가능합니다. 실은 동경의과치과대학 부분상의치학 분야의 미나미 이치로(Minami Ichiro) 선생님께서 가르쳐주신 방법입니다. 이 자리를 빌려 감사드립니다.

칼럼 환자가 치과 의사를 신뢰할 때

기본적으로 환자가 의료인을 정말 신뢰하게 될 때는 언제일까요? 한 가지 답을 후쿠오카대학 이비인후과 명예교수인 카토 토시히코(Cato Toshihiko) 선생님께 배웠습니다. 그것은 '예언이 맞았을 때'입니다. "선생님이 이야기하신 대로 되었어요"라고 이야기할 때입니다. 항상 좋은 이야기일 필요는 없으며, 증상이 나빠질 것을 예상한 것이라도 상관없습니다.

예를 들어 발수 후에 "이것으로 차가운 것에 시릴 일은 없을 것으로 생각되지만, 씹으면 불편한 느낌은 아직 남아 있을 것입니다" 등과 같이 좋지 않은 정보라도 사전에 전달해두면, 환자도 "아, 진짜네!"라고 수술 후의 교합통을 납득하게 됩니다. 이것을 전달하지 않으면 오히려 "아직 아파요"라며 주소와는 다른 통증에 불만을 가질지도 모릅니다. 미래를 예견하면, 환자는 (의사가 만약 어리더라도, 조금 가벼워 보이더라도) 치과 의사를 신뢰하는 것 같습니다.

8 그것은 정말 교합의 문제일까?

어느 교합 관련 부정수소(phantom bite syndrom) 환자(60대 주부)와의 대화입니다.

: "3년 전에 선생님은 개원한 지 얼마 되지 않아서 '선생님, 선생님!'이라고 불리면서 우쭐해져 있었을 것으로 생각해요. 갑자기 설명도 없이 치아를 깎고……. 그러고 나선 골격도 이상해지고 목이랑 등도 아프고, 지금은 고관절 쪽도 아프고……. 우는 소리도 하기 싫으니 법적 대응도 생각하고 있어요."

: "(또 이 이야기네.) 그래서 정형외과 선생님은 뭐라고 하시는데요?"

: "엑스레이는 이상이 없다고 하고는 아무 말도 없어요."

: "(정형외과적 문제는 없는 모양이네.) 그렇군요."

: "그래서 어쩔 수 없이 동네 접골원 같은 곳을 찾고 있어요. 그래도 저는 이대로 교합이 이상한 채면 점점 골격이 휘어져서 여기저기 무릎도 아파지는 게 아닐까 하는 생각이 들어요."

: "이 3년 사이에 나빠지셨나요?"

: "정형외과에선 이 정도는 정상범위라고……."

: "그렇군요. 바로 수술해야 하는 건 아닌가 보네요."

: "(떨떠름하게) 그런가 봐요. 그런데 가끔 무릎이 아파요. 교합도 점점 변해가는 게 아닐까 하고 엄청 걱정됩니다."

: "그렇군요. 그래도 제가 보기에는 치아는 아직 문제가 없는 것 같습니다. 약도 복용하기 싫으시면 더 안 드려도 될까요?"

: "그래도 안 먹으면 아침에 턱이 영 불편해서……."

: "그럼 2주치 드리겠습니다. (평소 때와 같이 아미트립틸린을 처방함) 다음에 뵙죠."

'치아 때문에 여기저기가 안 좋다.'라는 생각은 꽤 강해서 흔들리지 않는 경우가 있습니다(77쪽 참조). 이전 의사의 처치를 심하게 원망하는 경우가 있는데, **안이하게 동조하면 안 됩니다.** 법적인 움직임을 보이려는 환자도 꽤 경험하지만, 부채질하지도 말리려고 하지도 말고 담담하고 냉정하게 대응하면, 어느 새인가 조용해지는 경우도 많습니다.

9 꼭 치료를 하겠다고 한다면

불필요하다고 생각한 처치는 결단코 손을 대지 않는다가 원칙입니다. 하지만 여러 번 튕겨내더라도 환자에 따라서는 어떻게든 처치를 하지 않으면 상황을 피해갈 수 없는 경우가 있습니다. "그렇다면 더 진료해드릴 수 없습니다"라고 관계를 단절하는 것도 한 가지 방법입니다. 하지만 이 흐름을 어떻게든 바꿔서 좋은 방향으로 유도할 수는 없을까요?

1) 견해를 전달한다

"그렇게 하더라도 환자분이 불편해하시는 것은 좋아지지 않을 것이라고 생각합니다", "오히려 나빠질 것으로 생각합니다", "만약에 조금 좋아지더라도 일시적인 것으로 생각됩니다" 등과 같이 정직하게 예측을 전달합니다. 여기서 생각을 바꾸면 OK입니다.

그래도 환자는 "그래도 괜찮으니까!", "환자인 제가 괜찮다고 하니까!" 등과 같이 생각을 바꾸지 않습니다.

2) 나빠지는 경우에 대한 약속을 사전에 한다

"저는 안 하는 것이 나을 것으로 생각하는데, 그렇게까지 이야기하시니……"라고 일단 환자의 이야기를 받아들입니다. 대신 **"이렇게 해도 안 좋아진다면, 대학병원에 가봅시다"** 등과 같은 약속을 사전에 해둡니다. 의치 조정이라면 2번까지라든지, 근관치료라면 한번 안을 보는 것까지라든지 **횟수도 사전에 약속해둡니다.**

3) 포기하는 것이 아님을 전달한다

말한 대로 처치를 하더라도 나빠지는 경우, **절대로 '봐라 그렇지 않느냐'와 같은 뉘앙스를 보이면 안 됩니다. "열심히 했는데도 제 능력이 부족해서 죄송합니다"**와 같은 전달방법과 **"어쩌면 생각보다 어려운 일이 생기고 있는지도 모릅니다", "다른 선생님도 한번 만나보는 것이 좋을 것 같습니다"**라고 방향전환을 하고 난 뒤, **'이 증상이 안정되면 이전같이 치료하게 해달라'**고 문을 열어둡니다.

견디는 것이 좋을 때와 한번은 서로 냉정해지는 것이 좋을 때가 있습니다.

10 환자의 이야기가 탈선하고 나서 멈추지 않는다

"아니, 선생님, 저기 치과에서는 간호사인지 무슨 위생사라고 하던데, 여자들만 나와서 전혀 원장님을 만나지도 못하고……. 저는 절대로 그때 본 뜰 때에 그 간호사가 실패했다고 생각해요. 치아를 깎을 때도 둘이서 무슨 재미있는 이야기를 하는 것 같았고. 아! 혹시 이상한 관계인가라고 생각도 되고……" 등등.

50대 여성으로서 옷차림은 정상적이지만, 이전 병원에 대한 불평불만을 이야기하기 시작하면 끝이 없고, 묘한 방향으로 탈선합니다.

여기서 "그렇군요", "역시!" 등의 **맞장구는 사용할 수 없습니다.** 동의했다고 생각하고 불에 기름을 붓는 격이 됩니다. 그렇다고 해서 이전 병원을 변호하면 더욱 반론을 심하게 할 것입니다.

이런 경우에는 **"그래요?"만이 유일하게 무난한 단어입니다.** 또는 "하아……" 등과 같은 애매한 대답으로 피하는 수밖에 없습니다.

숨은 수는 **물리적으로 회화를 중단시키는 방법**입니다. **병원 내에서 '5분 이상 진료에 관계없는 이야기가 계속되면, 치과위생사가 개입합니다.' 등과 같은 수를 미리 정해두는 것입니다.**

: "……그래서 아마 서로 이야기하면서 본 뜬 게 잘못되지 않았을까……."
: "죄송합니다. 원장님, 전화입니다." (무슨 이야기를 하든지 간에 끼어듦)
: "아, 죄송합니다." (슥 피함)
: "죄송합니다. 다음에 또 이야기를 듣겠습니다."
: "어쩔 수 없네요." (혼자서 이야기를 계속하지는 않음)
: "그럼 오늘 약속했던 치석 제거를 하도록 할게요."
: "부탁드려요." (더 이야기하고 싶어 하는 것 같지만 억지로 동의함)
(스케일링 중에는 이야기하지 못함)

진짜 전화가 왔는지 안 왔는지는 관계없습니다. 같은 반응이 계속되면 환자도 눈치를 챌 것입니다.

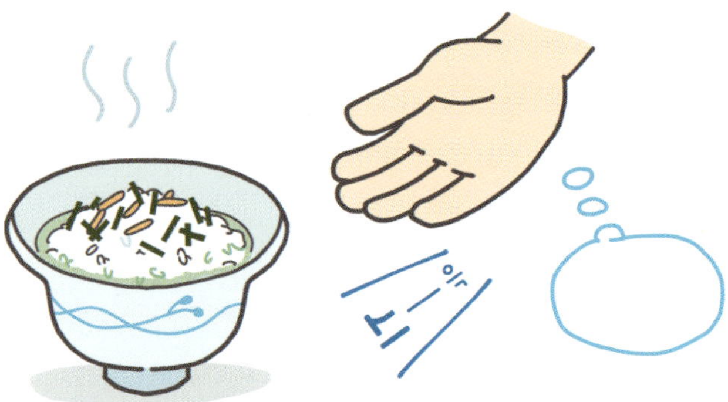

11 절대 듣지 않는 것이 나을 때

20대 여성으로서 날씬하고, 머리가 좋을 것 같고, 약간 걱정스러운 느낌의 환자입니다.

"실은 저……, 예전 남자친구가 나쁜 사람이라서……."

첫 대면부터 적나라하게 개인적인 화제를 아무렇지 않게 이야기하는 환자는 인격장애 가능성이 있습니다.

또는 최근의 치아 통증을 이야기하다가, "옆집 사람이 전자파로 공격해와서 심장하고 폐까지……"라며 점점 화제에서 벗어난 이야기를 합니다. 망상이 격하게 팽배해져 있을 조현병 등의 중증 정신병이 의심됩니다.

심각한 이야기를 임기응변으로 넘기려고 하면 더욱 정서불안정이 되거나 망상이 심해져서 흥분하거나 하는 경우가 있으니, **그럴 때는 "그 이야기는 다음에 하죠"라든지 "여기는 치과라서……" 등으로 환자의 이야기를 끊도록 합니다.**

이런 환자를 접할 때는 '이 이상은 불가하다'는 한계를 설정하는 것이 중요합니다.

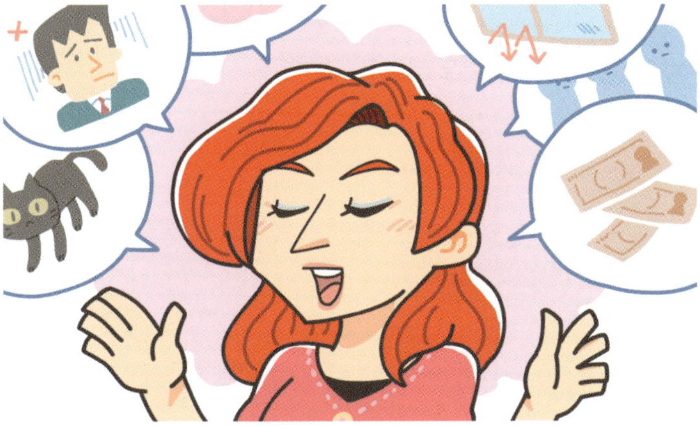

12 뾰족한 기구에는 주의

예전에 모 병원의 치과에 근무하고 있을 때의 이야기입니다.

정신과에 입원 중인 젊은 여성 환자의 레진 치료를 끝내고 환자를 데려가라고 간호사에게 연락하기 위해 병동에 전화를 하였습니다. 미인이지만 병 때문에 약간 까칠한 분위기를 보이는 환자로서 처치 자체는 무사히 끝내고 안심하고 있었습니다. 금방 간호사가 와서, "작은 충치였기 때문에 약간만 삭제하고 레진을 채워 넣었습니다"라고 간단하게 치아 처치 내용을 전달하고 다음 예약시간을 정하였습니다. 환자는 별다른 얘기 없이 작은 목소리로 인사한 후 간호사와 함께 병동으로 돌아갔습니다.

여기까지는 괜찮았습니다. 그런데 다음 날,

아침 일찍부터 정신과 병동 간호사가 뭔가를 들고 와서, "이거 치과 건가요?"라고 물었습니다. 그 안에는 익숙한 익스플로러(explorer)가 있는 게 아닙니까!

'왜?'

간호사의 이야기로는 환자가 어제 그 익스플로러로 자신의 손목을 끊으려고 하고, 몸 여기저기를 찔러서 병동이 시끄러웠다고 합니다. 다행히 큰 상처는 입지 않았지만, 환자는 1인실로 옮기게 되었습니다.

아무래도 치과 처치를 끝내고, 병동에 연락을 넣을 때에 방심하고 있었던 것입니다. 그 틈을 타 환자는 익스플로러를 들고 가버린 것입니다.

환자의 마음은 알 수가 없는 법입니다. 정신과 환자 모두가 이런 것을 생각하거나 실행하는 것은 아니지만, 치과 처치 전에 환자의 상황을 좀 더 이해하고 문제가 될 만한 것은 미리 피했어야 한다는 것을 깊게 반성하였습니다.

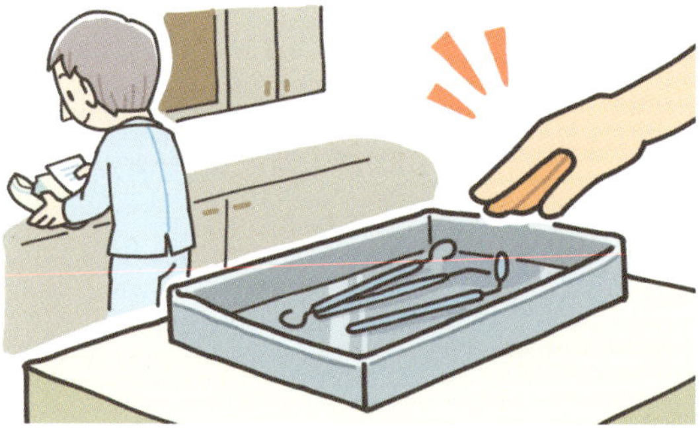

13 술집 컨퍼런스는 금물!

열심히 일하고 난 주말, 이번 시즌은 실적도 괜찮아서 원장도 기분이 좋았습니다. '밥이나 먹으러 가자'는 분위기가 되었고, 의료진이 가자고 한 좋은 가게로 들어갔습니다. 요리도 맛있고, 술도 잘 넘어갑니다.

원장: "그건 그렇고 ○○분은 힘들어……."
근무 의사 A: "정말이죠. 그 상황에서 그렇게 들어올지는 정말……."
비상근 의사 B: "좀 무섭죠."
치과위생사 ①: "저희도 엄청 무서웠어요."
치과위생사 ②, ③: "맞아, 맞아!"
접수자: "대기실에서도 혼자서 혓소리하고……."
비상근 의사 B: "서……. 선새, 생님, 이, 이게……." (따라함)
(일동 폭소)
원장: "그래, 그 환자는 주의해야 돼……."
근무 의사 A: "다음은 어떻게 할까요?"
접수자: "그건 그렇고, 잘 따라하시네요, B 선생님!"
비상근 의사 B: "서, 선생……."
(일동 폭소)

그다음 주에 치과의사회의 이사님으로부터, "선생님 치과의 의사한테 비방당했다고, '○○병 환자의 인권을 보호하는 모임'이라는 곳에서 엄청 심한 항의가 들어오는데……"라는 전화를 받았습니다.

그러고 나서 방면으로의 대응에 엄청나게 고생한 건 말할 필요도 없습니다(이 이야기는 픽션임). 어떤 상황이든지 간에 환자를 우습게 하는 행동은 용서받지 못합니다. 환자는 좋아서 병에 걸린 것도 아니고, 좋아서 장애가 있는 것도 아닙니다.

하지만 스트레스에서 벗어나 모두가 함께 즐겁고 술기운도 더해져 방심하는 경우가 있습니다. 진료에 관한 정보의 의료진 간 공유와 동지 의식의 양성은 중요하지만, 공공장소에서 누군가 보고 듣고 있을지도 모릅니다. 그 지역에서 치과의 신뢰를 잃을지도 모릅니다. 술자리에서 개인정보에 관한 이야기는 엄금합니다.

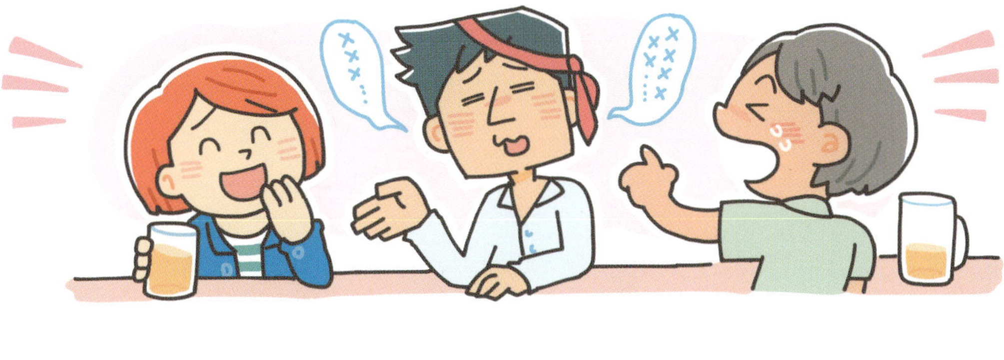

14 교정환자는 하이리스크

보험진료 중심의 일반치과에서는 꽤나 어렵다는 풍조가 학생에게도 전달되었는지, 본교에서도 교정치과의 인기가 엄청납니다.

하지만 교정치과는 그 특수성 때문에 멘탈계 환자, 특히 강적과 만나기 쉽고, 문제에 휩쓸리기 쉽기 때문에 주의가 필요합니다.

1) 교정의 리스크가 높은 이유

그 이유는,

① 사춘기에서 청년기의 환자가 메인

필연적으로 조현병이나 조울증이 발생하는 연령의 환자가 많습니다. 또한 인격장애로 진단받는 것도 이 나이 때입니다. 빈도는 적지만 추형공포증도 이 나이대가 절정입니다.

② 치료기간이 깁니다.

초진 때에는 병이 현저하지 않더라도 경과 중에 발생하거나 중증화될 가능성이 높습니다.

③ 일단, 치료 개시하고 나서는 원래대로 되돌리지 못하고 중지도 어렵습니다.

완전하게 '원래대로 되돌렸다'라고 하는 전설적인 치과 의사의 이야기를 들은 적 있지만, 일반적으로는 곤란하다고 생각합니다. 어중간한 상황에서의 치료 중단도 대응이 어렵습니다.

④ 목표의 공유가 힘듭니다.

환자의 정신 병리에 의해 과도하게 아름다움을 추구하거나 교합의 위화감이 지속되거나 하는 경우, 치료 종결을 어느 정도에서 해야 하는지를 결정하기 어려운 경우가 많습니다. 우식치료를 하고 나면 한번 쉰다든지 나쁜 치아를 뽑고 나면 끝과 같이 정리하기가 어려워 무한지옥에 빠지게 되는 경우도 있습니다.

2) 멘탈 평가를 평상시에도

정신질환 발생의 예측은 어렵고, 그렇다고 바로 '못 하겠다'라고 내빼서는 환자에게 공헌할 수가 없습니다. 발달장애의 증가와 함께 교정치과에서는 '처치가 곤란한 증례'도 더욱 증가할 것으로 생각합니다. MAPSO등과 같은 기본적인 멘탈 평가의 필요성이 더욱 높아질 것으로 생각합니다.

15 치과 의료가 지향해야 할 목적지는?

1) 무엇을 위한 치과 치료인가?

치과 치료의 목표는 '치아를 뽑는 것', '삭제하는 것'이 아닙니다. 애초부터 이 병 때문에 못하고 있었던 것, 즐기지 못하던 것 등 원래의 생활로 되돌리는 것이 아닐까요? 치아를 파괴하는 것이 목표가 아닙니다. 치아를 잃고 생활도 무너진 채로는 아무것도 못 합니다. 전보다 더욱 나빠지게 되면 보는 것조차 괴롭습니다. 그런 증례를 많이 경험해왔습니다.

하지만 사람은 힘들어지면 원인이나 적을 단순하게 설정하고 싶어 하는 것 같습니다. '이 치아만…….' **수단과 목적이 헷갈리게 됩니다.** 이 함정에 주의가 필요합니다. 그것으로 좋아질 가능성이 높다면 지금까지의 치과 의사가 이미 그렇게 했을 것이라고 생각합니다.

2) 지향해야 하는 치료의 목표는

입안의 증상이 완전히 없어지더라도 누워서 생활해야 한다면 아무 의미가 없습니다. 또한 지금보다 더욱 상황이 나빠져서도 치료의 의미가 없습니다.

우선은 일상의 일을 평상시처럼 할 수 있는 생활을 회복하는 것이 목표입니다. 병이 걸렸던 것을 '없었던 것처럼' 하는 것이 최선입니다. 증상도 전혀 없고, 약도 필요 없고, 병원에 가지 않아도 되는 상태입니다.

다음으로 좋은 건 약을 먹으면 구강증상도 괜찮고, 생활도 평상시처럼 가능한 상태입니다.

3) 반추사고의 덫

입도 낫지 않고, 생활도 나빠지는 방향으로 가는 것이 최악입니다. 이렇게 되면 하루 종일 '그 선생님의 의료 실패가 아닌가', '왜 그때, 그 치과에 간 걸까'처럼 고민하고, 똑같은 생각을 반복하는 매일이 되기 쉽습니다. 이 반복되고 진전 없는 상황을 **'반추사고'**라고 합니다. 남들이 보기에는 쓸데없는 짓이지만, 그 사람의 머리에서는 증상을 가지게 된 이유나 원인을 추구하여 스스로 납득하고, 치아의 책임전가를 하는 동안에는 하루를 버린 핑계가 만들어지는 것입니다. 사람의 뇌가 고차원적이라 빠지기 쉬운 함정입니다.

4) 수단에 빠져서 목적을 잃지 않는다

입을 위한 인생이 아니라 생활을 풍족하게 하기 위한 입의 건강, 그 확보를 위해서 치과 의료가 필요한 것이라 생각합니다. 무엇을 위한 치과 치료인가? 뇌를 알고, 환자의 호소에 휩쓸리지 않고, 당혹하지 않도록 치과 의사도 깊게 생각해볼 필요가 있습니다.

16 치통의 재발

Key point

교훈 ① 비정형치통이니까 치아가 병이 생긴 것이 아니다.
교훈 ② 급격한 발생, 격한 경과에는 주의한다.
교훈 ③ 방사선으로는 수직파절이 잘 보이지 않는다.
교훈 ④ 고령 환자에게는 특히 주의한다.

의외로 '치아가 아프다'라는 호소의 판단은 어렵다는 것에 주의할 필요가 있습니다. 오랜 기간 정신과에서 치료를 받고 있던 환자가 본과에서 치료를 받아 다행히 난치성 치통의 개선을 얻을 수 있었습니다. 항우울제 등의 유지 요법이 효과를 보여 그렇게 고생하던 치통도 없어진 지 반년. 이쪽도 안도하고 있었던 70대 주부 환자가 갑자기 '이가 아프다'며 내원하였습니다.

들어보니, '어제는 아파서 잠도 못 자고, 식사도 반대 측으로 겨우 먹었다……'는 상황이고 꽤나 초조해 보입니다. 평소 먹던 약을 복용했고, 특별히 정신적으로 문제가 있는 것 같지도 않습니다. 또한 불편하다는 치아와 치은은 특별히 문제가 없어 보이고 동요도 없고 타진통도 없습니다.

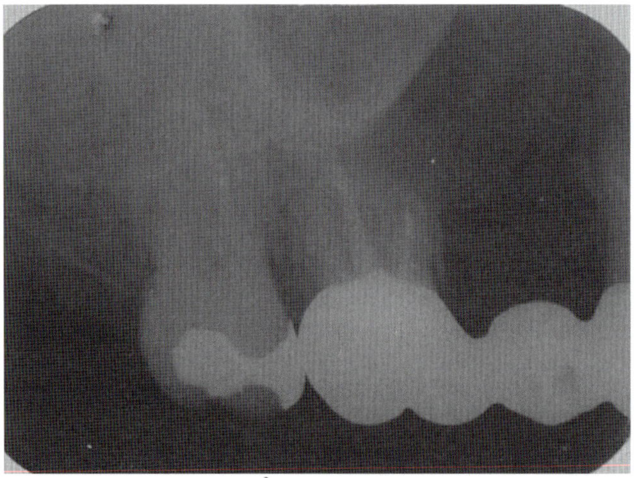

그림 5-6. X선사진에서는 #17에 특별히 문제가 보이지 않는다.

확인 차 X선사진도 촬영하였습니다(그림 5-6).

'치주낭도 5mm……, 조금 아플 수도 있겠지만, 그렇게까지 아플려나?'

"상태를 볼까요?" 하고 귀가시키려 하던 차에 당시 대학원생이던 A선생이 보고 뭔가를 하더니, 환자가 "아야!" 하고 소리를 질렀다.

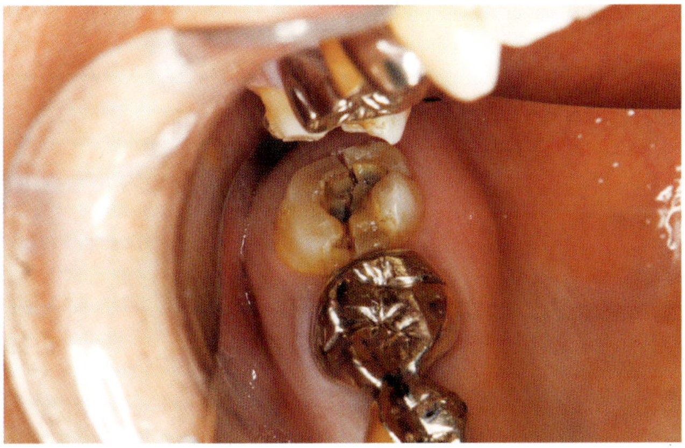

그림 5-7. 실제로는 #17은 수직파절이 되었다(미러상).

구개측 교두(palatal cusp)를 만져보니 치관 파절되어 있었습니다(그림 5-7).

그대로 인레이를 제거하고 발수와 파절편 제거를 한 후, 환자는 개운한 상태로 귀가하였습니다(그림 5-8). 그 후 경과도 양호하고 통상적인 치과 치료가 끝났습니다.

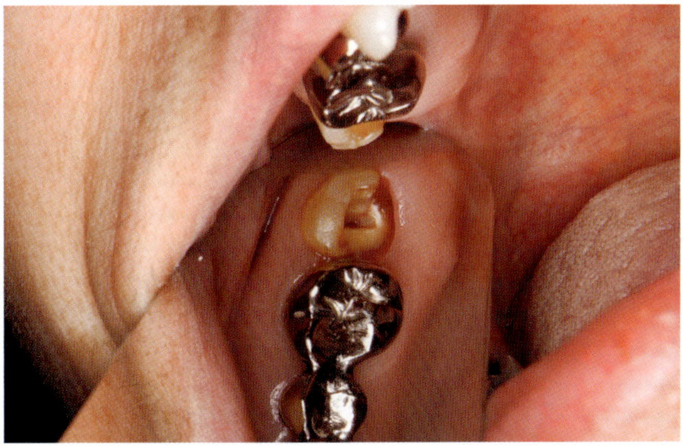

그림 5-8. 근관치료 후의 상태(미러상). 약간 무리를 하면 보존이 가능해 보인다.

위험하게도 오진하여 병을 놓칠 뻔하였습니다. 치아의 병을 놓치는 것은 치과 의사로서 부끄러운 것입니다. 선입관은 판단을 어렵게 합니다. 치과 의사 인생 25년, 아직 멀었다고 반성하였습니다.

17 정신과 의사와 말이 안 통한다

아무리 봐도 정신과 진료 중일 것 같은 환자가, "옆집 사람이 이 치아를 공격해옵니다……", "전자파를 걸어와서 창문에 호일을 붙였는데 안 통합니다……"라고 #12의 처치를 원하여 내원하였습니다.

확실히 C3 우식으로 실활치인가 아닌가가 미묘한 상황이고, 치과 처치가 필요한 건 맞는 것 같습니다. '마취해야 하는데, 지금 복용 중인 약이나 병 상태를 알아야 하니까'라고 다니는 병원을 알아내어, 환자 정보 확인에 대해 환자에게 동의를 얻었습니다.

그러고 나서 정신과 의원에 전화해보니 접수에서 "잠깐만 기다려주세요"라고 하더니, 간호사인 듯한 사람이 받아서 "원장님은 지금 진료중이라서 통화가 어렵습니다"라고 걸걸한 목소리로 대답합니다.

약간 화가 났지만 이것도 환자를 위해서라고 생각하고 "그럼 언제쯤 전화하면 될까요?"라고 확인하니, "30분 있다가 하세요"라고 하고는 끊었습니다.

어쩔 수 없이 환자에게는 "저쪽 선생님이 바쁜 모양인데 30분 정도 기다려주십시오"라고 전달하니, 대기실로 돌아갔습니다.

30분 정도 후에 다시 전화하니 마찬가지로 전화를 돌리고는, 원장 선생님과 통화하게 되었습니다. 위와 같은 경위를 설명하니 "아, 선생님이 필요해 보이는 건 알아서 하세요", "약? 그 수첩에 적혀 있잖아요", "다음 환자가 기다리니까" 하고 일방적으로 끊어버렸습니다.

최근에는 이런 의사들도 많이 줄었지만, 아직 치과-정신과 간의 의사소통이 제대로 안 되는 경우가 있습니다.

약간의 변호를 겸해서 그들의 습성을 알아둘 필요가 있습니다.

① 환자와 대화 중(민감한 이야기를 하는 중)에 중단이나 방해받는 것을 싫어합니다(여기에 그들의 전문성이 있는 것이므로, 이것은 어쩔 수 없음).

② 단시간에 갑자기 여러 명의 환자를 진료해야 합니다(여유가 없음).

③ 치아에 대해 잘 모릅니다(치과용어를 많이 이야기하면 불편해함).

이와 같은 특수성을 알면 대책은 다음과 같습니다.

Key point

- 초진의 정신과 환자의 치과 처치는 응급처치로 끝낸다.
- 문서로 정보를 전달한다.
- 이쪽도 치아에 대한 것은 간단명료하게 전달하기 위해 노력한다(PE라든지 Per라고 해봤자 전혀 전달되지 않음).

18 진료정보제공서(예)

정신과 의사에게 진료를 의뢰할 때 의뢰서에는 다음과 같은 사항이 꼭 명시되어야 합니다.

① 의뢰하게 된 이유

생긴 일에 대해 '그대로' 적습니다.

② 본인 동의 여부

'본인은 거부', '가족이 희망함' 등과 같이 적습니다.

③ 투약상황

항우울제 등을 시도 중이라면 그 종류, 용량, 반응 등을 적습니다.

또한 치과 치료 전 '국소마취를 해서 치아의 신경을 제거해야 하는 처치가 필요하다'와 같은 정도로 일반인도 알 수 있게 표현하고, **'귀 과적 질환의 상황과 치과 치료에 주의해야 할 것이 있다면 말씀해주시면 감사하겠습니다.' 정도를 같이 덧붙이면 좋을 것입니다.**

예 1(정신과 진료를 본 적은 없지만 정신질환이 의심되는 경우)

항상 감사합니다.

○○즈음의 치과 치료(예: 발치 등) 이후에 '이가 ○○○'라고 이야기하는 환자입니다. 특별히 기질적인 원인을 찾을 수 없고, 대증적으로 가글 약 등을 처방했지만 개선이 없는 상태입니다.

이 증상은 본 과적으로는 설명이 안 되는 상황으로 생각됩니다. 혹시 귀 과적 치료대상이 되는 질환에서 유래했을 가능성은 없을까요? 귀 과적 진료에 대해서는 환자(및 가족)에게 동의를 얻고 설명을 드렸습니다. 바쁘신데 죄송하지만 고진선처를 부탁드립니다.

예 2(초진에서 정신과 통원이 판명 난 경우)

갑작스럽게 죄송합니다.

'치아가 ○○○'라는 주소로 오늘 내원한 환자입니다. 본 과적으로는 약간의 치주질환이 보이지만 주소와 상응할 만한 이상이 없고, 치과적인 처치가 필요한 상황은 아닌 것으로 보입니다. 하지만 '어떻게든 해달라'고 강하게 처치를 요구하여 설득이 어려운 상태입니다. 환자 분이 귀원에서 진료 중이라고 하셔서 동의를 얻고 의뢰서를 드립니다. 귀 과적 질환의 현재 상황과 대응 시의 주의사항에 대해 말씀해주시면 확인하도록 하겠습니다. 바쁘실 텐데 죄송하지만 고진선처를 부탁드립니다.

예 3(정신과 통원은 파악하고 있었지만, 치과 치료 중에 안 좋아진 경우)

항상 감사합니다.

함께 진료 중인 상기 환자분이 최근, '입에서 이상한 것이 계속 나온다', '○○' 등과 같은 호소를 계속하고 있습니다. 치과적으로는 특별히 이상이 있다고 생각되는 소견도 보이지 않고, 치과 처치 때마다 증상이 악화되어 처치를 진행하기 힘든 상황입니다. 귀 과적 질환의 현재 상황은 어떠한지 말씀해주시면 감사하겠습니다. 혹시 가능하면 전화통화를 했으면 좋겠습니다. 원하시는 시간대에 연락드리도록 하겠습니다. 고진선처 바랍니다.

칼럼 '소개장'과 '조회장'의 차이

(역주: 해석은 둘 다 의뢰서로 하였습니다.)

헷갈리는 게 '소개장'과 '조회장'입니다.

- **소개장: 다른 전문과 의사에게 진료나 치료를 의뢰하는 문서**
- **조회장: 다른 의사에게 전문 외의 병에 대한 경과와 현 상태를 묻는 문서**

정신과 의사에게 '이분의 상태는 어떤가요?'라고 묻는 것이라면 '조회장', '진단과 치료를 부탁한다'면 '소개장'이 됩니다.

보험심사는 지역마다 차이가 있어 양쪽 다 '진료정보제공료(Ⅰ)'(250점, 월 1회 한도)를 산정할 수 있다는 판단을 하는 지역도 있고, '조회'로는 안 된다고 하는 지역도 있습니다.

이미 정신과 진료 중인 환자의 경우에는 병의 상태를 '조회'함과 동시에 '○○ 때문에 곤란하므로 치과적 처치를 위해 정신질환의 관리와 치료를 부탁합니다'라고 쓰면 충분한 '소개장'이 됩니다.

또한 '소개장'과 '조회장' 둘 다 의료인이 의료인에게 쓰는 문서이지만 '진단서'는 '치과 의사가 의료인이 아닌 사람에게 제공하는 서류'입니다. 제출처는 의료기관이 아니라 직장, 학교, 보험회사 등 많은 것으로 보입니다.

19 이전 의사를 칭찬한다

원래 이전 의사의 비판은 자중해야 된다고 하였습니다. 하지만 최근에는 인터넷이나 TV 등에서도 동업자 비판을 멈추지 않는 치과 의사가 등장하는 것도 신기하지 않은 시대가 되었습니다. '저 선생님이 이야기하면 어쩔 수 없지'라고 할 만한 대가라면 모르겠지만, '누구야?'라고 할 것 같은 사람이 큰소리치는 것처럼 꼴불견인 일은 없습니다. 사람을 욕해서 자신이 우위에 서려고 하는 얕은 마음이 보입니다. 이전 의사의 비판은 비겁한 짓입니다.

1) 이전 의사를 비판하지 않는다

저자들은 학생이나 젊은 치과 의사에게 구강 내를 진찰하고 난 다음에, **"좋은 치료를 받으셨네요", "수준 높은 치료를 받으셨네요", "꼼꼼하게 치료해주셨네요"라고 환자를 안심시키는 말을 하도록 권유하고 있습니다.** 학생이나 경험이 많지 않은 의사들은 근관충전이나 보철물의 마진 등에 대해 '이상적이 아니면 안 된다'라고 환상에 젖어 있는 경우가 있습니다. 그건 시간도 재료도 무제한적으로 사용할 수 있는 학생실습이면 모르겠지만, 제약이 많은 환경에서 실제 임상을 하는 엄격함과는 차원이 다릅니다. 또한 시간이나 재료를 충분히 사용해도 항상 이상적인 치료가 된다고 볼 수 없습니다.

2) 그 한마디로……

초보인 학생에게 "여기는 근관치료가 별로……"와 같은 이야기를 들은 환자는 엄청난 피해의식과 '거기서 치료받지 않았으면 됐는데……'라는 후회에 휩싸이게 됩니다. 그 환자는 불안감이 심해지고, 일체의 타협을 허락하지 않게 되어 유명한 치과 의사를 닥터쇼핑하더라도 만족하지 못할 겁니다. 결과로서 더욱 난치성인 환자가 생기게 됩니다. 대학교 간판에 의해 자신의 무능함이 감추어져 있는 대학에 있는 사람일수록 명심해야 합니다. 절대로 이전 의사를 비판하지 않습니다.

반면, 남이 아닌 자신의 일부인 자기 치아에 "치료가 잘되어 있습니다"라는 말을 듣고 기분 나빠할 사람은 없을 것입니다. 그 한마디로 '이 치아는 실패했다', '그 선생이 실수했다'라고 생각하던 환자의 심리가 바뀔지도 모릅니다. 임플란트나 교정에서도 마찬가지지만, 이전 의사가 최선을 다했다고 하는 전제로 치과 치료를 이어받는 것이 모두가 행복한 길이 아닐까요!

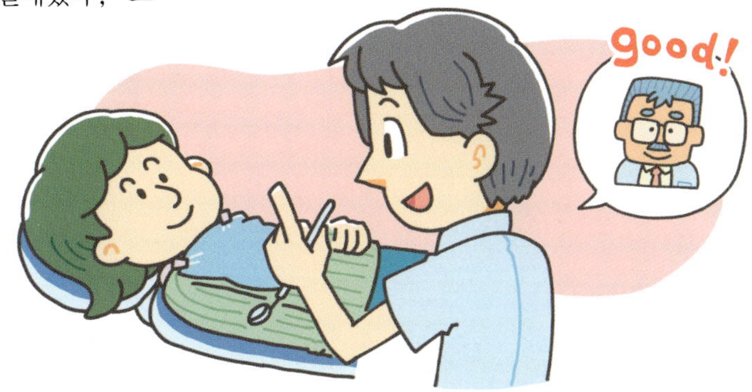

제 6 장

지역과의 연계

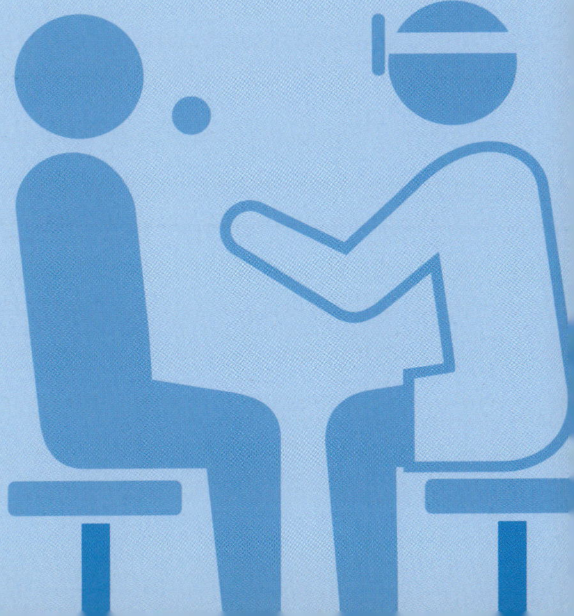

1 지역에서 환자를 안아준다

1) 정신과 통원 중인 환자의 부정수소는 피한다

정신질환은 이제 통상적인 질환(common disease)입니다. 지금까지 흘려 보던 우울증 환자도 꽤나 많을 것입니다. 그런 경우, 정신과로부터의 정보를 확인하고 나면 일반치과 치료를 철저하게 합니다. '부정수소'라고 하면, "음, 왜일까요?", "주치의 선생님에게도 상담해봅시다" 등으로 피합니다. 곤란한 경우에는 "편지를 써두겠습니다"라고 진료정보제공서(91쪽 참조)를 상세하게 적는 것도 좋습니다.

2) 치아의 처치는 급하게 진행하지 않는다

정신질환의 경과는 대부분이 굴곡이 있습니다. 항상 좋은 채로 있지 않습니다. 우울증과 같이 '거의 원래처럼'을 기대할 수 있는 질환조차 좋을 때와 나쁠 때가 있습니다. 또한 '정신과적으로는 안정되어 있다'고 하더라도 통상적인 수준으로 볼 수 없는 증례도 여럿 있습니다. 우선 한번 보고 상태가 안 좋을 때에는 "치과 처치는 조금 기다립시다"라고 처치를 연기하는 것이 좋을 때도 있습니다.

3) 치아의 치료계획은 심플하게

조현병이나 인지증은 진행성이며 불가역적인 경과를 보입니다. 복잡한 보철 처치는 현재는 괜찮아도 결국 환자가 견뎌내기 힘들게 될 경우가 있습니다. 의치의 설계나 발치의 적응증도 정신질환의 경과를 보고 개별적(case by case)으로 대응합니다.

병은 알고 있지만, 더욱 '평소처럼'
화내지 맙시다, '병 때문이니까'

환자와 그 가족은 병을 부끄럽게 생각하는 경우가 있습니다. 병 때문에 '양치를 제대로 하지 못했다거나 약속대로 내원하지 못했다.' 등과 같은 일은 당연히 있을 수 있다고 생각하고, 더욱이 '평소처럼' 대응하는 것이 환자나 가족을 안심하게 합니다. 상대는 감정을 가진 인간입니다. '자신의 가족이라면 어떻게 해주면 좋을까?'를 항상 생각하도록 합시다.

2 함께 걱정해준다

상대는 '마음의 병', 항상 '이기는 싸움'이지는 않습니다. 치과는 '저렇게 하면 이렇게 된다'라는 사고에 푹 빠져 있습니다. 하지만 그것은 '정상인'을 상대로 하는 '조건이 한정되어 있는 싸움'입니다.

1) 비기는 것으로 충분하다

상대가 살아 있는 사람이니 생각대로 되지는 않습니다. 비기는 것으로 충분한 경우도 많습니다. '음, 어쩔 수 없지'라고 생각할 수 있는지 없는지가 중요한 부분입니다. 갑작스레 제압하려고 하면 안 됩니다. 환자의 불안을 가볍게 하는 것만으로도 상황이 많이 달라집니다. 의료진의 불안이나 불만보다 환자의 불안을 우선시합니다.

2) 함께 걱정해준다

구체적으로 어떻게 할까요? **타 과의 의사, 간호사나 보조 인력과 함께 "어렵네요……" 하며 함께 고민해주는 것입니다. 항상 멋있게 해결할 필요는 없습니다.** 뭐든지 치과 의사 혼자 해결할 필요도 없고, 그것은 불가능한 일입니다. 주위에서도 그런 기대를 하지는 않습니다. '정답'도 없고, 곤란한 치료라는 건 누구든지 알고 있기 때문입니다. 곤란한 일도 즐거운 일도 함께 나눕시다. 혼자서는 처리할 수 없는 문제도 함께 고민하면 꽤나 마음이 편해집니다. 즐거운 일도 함께하면 더욱 힘이 납니다. 약간의 수입 증가보다 훨씬 일에 대한 동기부여가 됩니다.

3) 지역에서 함께 지탱해준다

지역 전부가 한 팀이 되는 것입니다. 구강이 아닌 곳의 부정수소가 있으면 "그것은 저기 내과 선생님에게 상담해봅시다", "저기 병원의 ○○ 선생님이라면 좋은 방법이 있을 것 같습니다" 등과 같이 다른 선생님들도 함께 팀 의료로 동참하게 합니다. 간호사나 간병인, 약사, 동사무소 직원까지 문제를 공유하면 동지 의식도 깊어질 것입니다. 지역에서 함께하고 여러 직종이 함께 고민하는 것, 그것을 다른 직종의 사람들도 원하는 바일 것입니다. '치과 선생도 함께 도와주셨다'……. 이것으로 충분합니다. 그런 환경이 만들어지면, 그때부터는 시간이 걸리더라도 사태가 좋아지는 방향으로 가기 쉬워집니다. 언젠가 치과 치료가 필요해지는 시간이 올 것입니다. '기다리는 것'도 중요합니다. 선생님만 힘내야 될 필요는 없습니다.

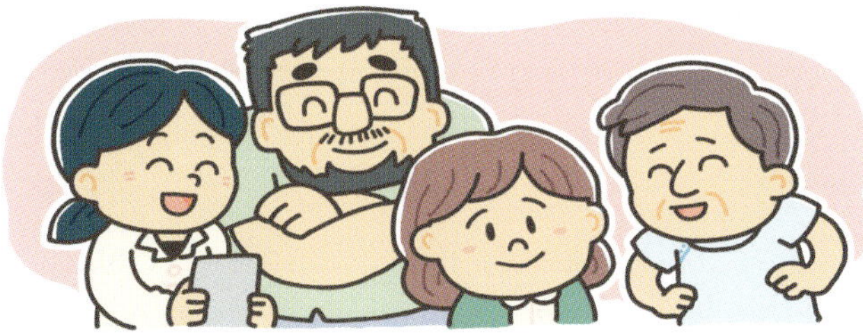
1명의 환자를 지역 모두가 함께 지탱해준다.
함께 걱정해주는 것이 중요!

3 하지만 쓸데없는 호의는 베풀지 않는다

환자는 이야기하기 쉬운 의료종사자에게 개인적인 상담을 하는 경우가 있습니다. 어쩌면 정신과나 내과보다 독자에게 이야기하기 쉬운 환자들이 많을지도 모릅니다. 그렇다고 해서 치과에서 정신요법을 해줄 필요는 없습니다. "정신과에서 들어주지 않아서……" 등과 같이 명백하게 정신과 의사에게 상담해야 할 내용을 이야기하는 경우, **"그것은 주치의 선생님에게 이야기해야 합니다"라고 오히려 듣지 않는 것**이 치료일 때가 있습니다.

1) 구강 관리는 적극적으로, 그렇다고 스스로 하는 노력을 뺏지는 말 것

질환 특유의 인지기능장애나 타액 감소 등 약의 부작용 때문에 구강위생상태가 좋지 않은 환자가 가끔 있습니다. 건강한 사람에게 하듯이 "양치, 양치하세요"라고 해서는 잘 되지 않습니다. **TBI는 철저하게 '칭찬' 합니다.** 약간 양치가 안 된 곳이 있더라도 **이전에 비해 "좋아졌어요"라고 칭찬해줍니다.** 나머지는 치과 의사가 해결해주면 됩니다. 되도록 간단한 양치법을 반복해서 교육하고 치주질환도 자주 관리해줍니다. 대신 환자가 치과 의사에게 의존하지 않도록 합니다. 최종목표가 '혼자서 할 수 있다'인 것은 변함없습니다.

2) 지역포괄관리에 어디까지 들어갈 수 있는가?

지금부터의 노인사회에서는 '1명의 환자를 지역이 관리합니다'라는 흐름이 더욱 진행될 것입니다. 복수의 질환을 가진 환자를 여러 직종의 사람들이 함께 도와주어야 합니다. 그때에 치과만 빠지게 될 것인가, '없으면 안 되는 존재'가 될 것인가 등 의료인끼리의 소통에 어디까지 참가할 수 있는지가 중요하게 될 것입니다. 그때에 '치과가 이렇게 환자의 **마음**을 생각하고 있다'라는 사실은 큰 힘이 될 것입니다.

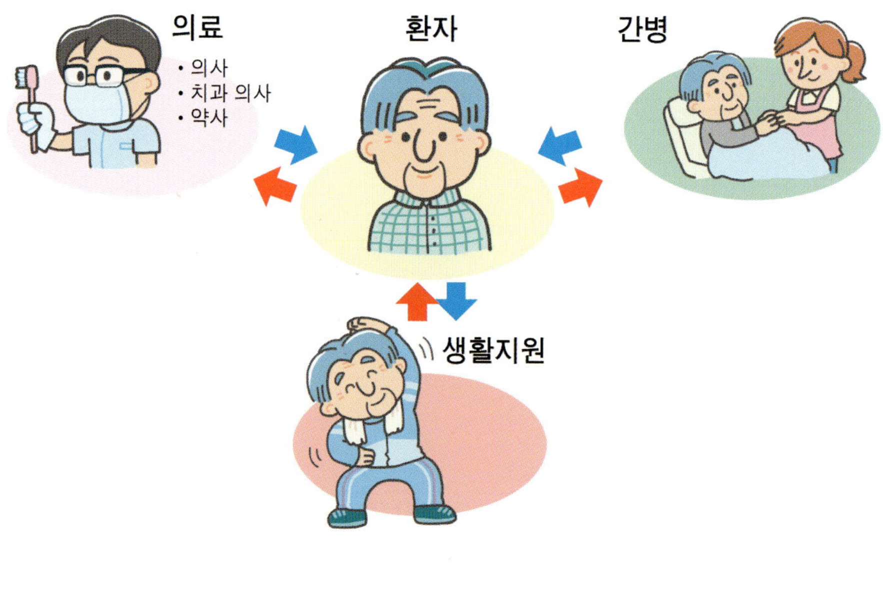

부록 배경문진·MAPSO 문진 체크항목

이 체크항목은 PIPC연구회의 저작·편집에 의한 것입니다.

■ 배경문진

[주소]

(이것은 처음에 물어보면 안 됩니다. 문진표 등으로 확인할 것)

[기왕력]

"지금까지 겪었던 내과나 외과적 질환에 대해 가르쳐주시겠습니까?"

[심리치료 기왕력]

"지금까지 심리치료나 정신과 치료를 받은 적이 있습니까?"

"어떤 약을 복용했습니까?

"그 약의 효과는 어떠했습니까?

[가족심리치료 기왕력]

"가족 중에 심리치료나 정신과 치료를 받은 사람이 있습니까?"

[직업]

"무슨 일을 합니까?

"영업? 설계? 판매? 구체적으로 어떤 일인지 상세하게 말씀해주십시오."

"직장에서의 인간관계는 어떻습니까?"

"일로 스트레스를 받습니까?"

(자영업이라면) "죄송하지만 사업은 순조롭습니까?"

[가족 구성]

"같이 살고 있는 가족 구성을 말씀해주십시오."

"가족의 직업을 말씀해주십시오."

"가족 분들과의 인간관계는 어떻습니까?"

[개인사] (기혼자는 생략 가능)

"남자친구(여자친구)는 있습니까?"

"나이는 몇 살이고, 무엇을 하는 사람입니까?"

"남자친구(또는 여자친구)가 없은 지 얼마쯤 되었습니까?"

"남자친구(또는 여자친구)와는 잘 지냅니까?"

[복약]

"현재 어떤 약이나 영양제 같은 것을 복용하고 있습니까?"

[음주]

"술을 마십니까?"

"각오하고 마시면, 얼마 정도 마실 수 있습니까?"
"마지막으로 술을 마신 건 언제입니까?"

[흡연]
"담배를 피웁니까?"→("예"의 경우) "하루 몇 개비 정도 피웁니까?"

■ **심리상태(MAPSO)**

－우울증－

[불면]
"잠은 잘 잡니까?"
"도중에 깨거나 합니까?"→("예"의 경우) "다시 잘 잡니까?"
"아침 일찍 깨거나 합니까?"
"일어나면 개운한 느낌이 듭니까?"

[식욕·체중감소]
"맛있게 식사를 합니까?"
"체중이 줄었습니까?"

[우울한 기분]
"기분이 가라앉거나 처지거나 우울해지는 경우가 있습니까?"

[기쁨·흥미상실]
"뭘 해도 재미없습니까, 지금까지 흥미가 있던 것에 흥미가 없어졌나요?"

[권태감]
"몸이 무겁거나 쉽게 피곤해지거나 합니까?"

[집중력 저하]
"어떤 일에 집중을 하지 못합니까?"

[판단력 저하]
"판단력이 떨어져 있습니까?"
"보통 때는 쉽게 결정하던 것을 잘 결정하지 못하겠습니까?"

[짜증]
"쉽게 짜증이 납니까?"

[자책감]
"자기 자신을 자책합니까?"

[죽고 싶은 생각] (위에서부터 순서대로 내려오다가, 답이 "아니요"라고 한 곳에서 종료)
"죽으면 편하겠지 하고 생각합니까?"
"죽는 방법에 대해서 생각합니까?"→("예"의 경우) "구체적으로 어떤 방법입니까?"
"유서를 썼습니까?"

"죽는 것만 생각합니까?"
"실제로 죽으려고 합니까?"
"스스로 그것을 멈출 수 없습니까?"

– 조증 –

"기분이 매우 고양된다고 느낀 적이 있습니까?"
"스스로 기분이 좋아져서 마구마구 아이디어가 떠오르고, 계속 이야기하는 경우가 있습니까?"
"잘 필요가 없다고 느낀 적이 있습니까?"

– 가벼운 조증 –

"정도는 심하지 않더라도 보통 때와 다르다고 느낀 적이 있습니까?"
"그 상태는 1일이나 2일, 또는 며칠 정도 지속되었습니까?"

– 불안장애 –

[GAD: 전반성 불안장애]
"당신은 심하게 걱정을 많이 합니까?"

[PD: 패닉장애]
"심장이 두근두근해서 이제 죽을지도 모르겠다거나 미칠지도 모르겠다고 생각한 적이 있습니까?"
→("예"의 경우) "또 그렇게 되면 어쩌지 하고 생각해서 어쩌지도 못할 때가 있습니까?"

[OCD: 강박성 장애]
"가스밸브, 집 열쇠 확인에 시간이 걸리거나 다시 돌아가서 확인한 적이 있습니까?"
"확인하거나 손을 씻거나 숫자가 신경 쓰입니까?"

[PTSD: 외상 후 스트레스장애]
"계속 떠오르는 트라우마 경험이 있습니까?"

[SAD: 사회불안장애]
"당신은 심하게 긴장합니까?"

– 정신병증상 –

"당신의 생각이 머릿속에서 목소리가 되어 울리는 느낌이 있습니까?"
"모르는 사람이 당신의 생각을 꿰뚫어본다고 느낀 적이 있습니까?"
"알지 못하는 사람들이 감시하듯이 본다고 느낀 적이 있습니까?"

문헌·참고도서·저자논문

文献

第１章

1）林　寛之, 前田重信：臨床推論の１st step! ！ Dr. 林のワクワク救急トリアージ. 大阪：メディカ出版, 第１版, 2014.

第２章

1）融　道男, 岩脇淳, 監訳：カプラン臨床精神医学ハンドブック 第3版. 東京：メディカル・サイエンス・インターナショナル，127－157，2007.
2）牛島定信：パーソナリティ障害とは何か（講談社現代新書）. 東京：講談社, 196, 2012.
3）岡田導司：パーソナリティ障害（PHP新書）. 東京：PHP研究書，第１版，30-67，2004.

第３章

1）Gurvits GE1, Tan A: Burning mouth syndrome. World J Gastroenterol. 7;19(5), 665-72, 2013. doi: 10.3748/wjg.v19.i5.665.
2）Grushka M, Epstein JB, Gorsky M: Burning Mouth Syndrome. Am Fam Physician 15; 65(4), 615-621, 2002.
3）Abiko Y, et al.: Current evidence on atypical odontalgia: diagnosis and clinical management. Int J Dent 518548, 2012. doi: 10.1155/2012/518548. Epub 2012 Jul 9, 2012.
4）Toyofuku A：Psychosomatic problems in dentistry. Biopsychosoc Med 10: 14, 2016. Published online 2016 April 30. doi: 10.1186/s13030-016-0068-2　PMCID: PMC4851772.
5）Vladimir Leon-Salazar, Leesa Morrow, Dr. Eric L. Schiffman: Pain and persistent occlusal awareness: What should dentists do? J Am Dent Assoc. Author manuscript; available in PMC 2015 August 5.Published in final edited form as: J Am Dent Assoc 143(9): 989–991, 2012. PMCID: PMC4526237.
6）Toyofuku A, Kikuta T: Treatment of phantom bite syndrome with milnacipran – a case series Neuropsychiatr Dis Treat 2(3): 387–390, 2006. PMCID: PMC2671812.
7）Umezaki Y, Katagiri A, Watanabe M, et al: Brain perfusion asymmetry in patients with oral somatic delusions. Eur Arch Psychiatry Clin Neurosci　263(4): 315–323, 2013. Published online 2013 January 29. doi: 10.1007/s00406-013-0390-7 PMCID: PMC3668126.
8）Watanabe M, Umezaki Y, Miura A, et al: Comparison of cerebral blood flow in oral somatic delusion in patients with and without a history of depression: a comparative case series. BMC Psychiatry 15: 42, 2015. Published online 2015 March 10. doi: 10.1186/s12888-015-0422-0 PMCID: PMC4364484.
9）Miyazaki H, et al: Tentative classification of halitosis and its treatment needs. Niigata Dental Journal 32: 7–11,1999.
10）Lochner C, Stein DJ: Olfactory reference syndrome: Diagnostic criteria and differential diagnosis. Journal of postgraduate medicine 49 (4): 328–31, 2003.

第４章

1）宮崎　仁：医学的に説明困難な身体症状．日内会誌 98：188-191, 2009.
2）宮崎　仁：MUS（medically unexplained symptoms）；心療への扉となるもの. 治療92：213-218, 2010.
3）日野原重明：だから医学は面白い 幻（ビジョン）を追い続けた私の軌跡. 東京：日本医事新報社, 3-4, 2014.
4）児玉知之：心因性愁訴を極める. 東京：日本医事新報社, 2015.
5）加藤雄一：さあ、どうしよう？ 対応に困る患者さんたち 悩ましい痛みへの処方箋. 日本歯科評論 76(6)，166-167，2016.
6）三和　護：訓練で対応力強化，クレーマーに組織で対抗．日経メディカル４，東京：日経BP社, 2015.

参考図書

Robert K., M.D. Schneider, James L., M.D. Levenson（著）井出広幸，内藤宏　PIPC研究会（訳）監訳：ACP内科医のための「こころの診かた」ここから始める！ あなたの心療. 第1版, 東京：丸善, 2009.
◇PIPCの教科書！少し言葉は難しいが、内容は詳しく、実践的。

杉山直也ほか編：プライマリケア医による自殺予防と危機管理. 第１版, 東京：南山堂, 2010.
◇実はPIPCの井出スピリッツがかなり盛り込まれている。読みやすい文章で、問診票も添付されているなど親切。

井出広幸：これならデキル！ 内科医のための精神科的対応"自由自在"〈上巻〉〈下巻〉. ケアネット, 2009.
◇PIPCの講習ビデオ。ライブには敵わないが、理解のしやすさはおすすめ。

児玉知之；心因性愁訴を極める. 東京：日本医事新報社, 第１版, 2015.
◇内科向けだが、舌痛症についても触れていたり、歯科でも取っ付きやすい内容が書かれている。

加藤　温：状況別に学ぶ内科医・外科医のための精神疾患の診かた. 第１版, 東京：中山書店, 2016.
◇上記の本からさらにもう一歩踏み込んで勉強したい時におすすめ。

吉川達也，豊福　明：Modern Physician 35-8 不定愁訴臨床を極める！（５．歯科領域では不定愁訴をこう診る）．東京：新興医学出版社, 952-954，2015.
◇歯科のみならず、医科各科の不定愁訴の概説、対応法などが網羅されている貴重な特集である。

吉川達也，豊福　明：口腔内灼熱症候群．別冊日本臨床　新領域別症候群シリーズNo.31，神経症候群（第２版）IV，大阪：日本臨牀社，899-903，2014.
◇ 口腔症状への薬物療法の概要と使用薬物についての一覧が記載されている。

吉川達也：Modern Physician 37-1　排便機能障害の治療戦略ガイド（私の処方「舌痛症に対するアミトリプチリンの使用」）．東京：新興医学出版社, 93，2017.
◇口腔内の慢性痛に第一選択として頻用されるアミトリプチリンの使用について概説している。

林　寛之, 前田重信；臨床推論の１st step! Dr.林のワクワク救急トリアージ, 大阪：メディカ出版, 第１版, 2014.
◇「総合診療医　ドクターＧ」で有名な林教授の秘伝の書。もともとERナース向けの本だが、患者対応については歯科でもそのまま応用可能で非常にためになる。

松平　浩, 笠原　諭；腰痛は脳で治す!　東京：宝島社, 第１版, 2016.
◇腰痛も歯科心身症も共通点が多いことにびっくりします。一般書ですが、患者さんへの上手な説明にも応用しやすい表現が満載。

豊福　明：Phantom bite syndrome（宮岡等, 日野原重明, 監修：脳とこころのプライマリ・ケア. 東京：シナジー , 446-452, 2013.
◇精神科医向けだが、醜形恐怖などにも興味がある方にはおすすめ。

豊福　明：心身医学的病態（戸塚靖則, 高戸毅, 監修：口腔科学）東京：朝倉書店, 945-948, 2013.
◇歯科心身症について簡潔に記述している。他の口腔疾患についても百科事典的に使える。

山根源之, 草間幹夫, 久保田英朗 編集主幹：口腔内科学.（吉川達也, 豊福　明：歯科〈口腔〉心身症〈総論〉,〈精神疾患との鑑別〉）京都：永末書店, 第１版, 518-522, 528-535, 2016.
◇口腔内科学の教科書だが、PIPCなども盛り込んで歯科心身症の診方をまとめている。他の口腔内科的疾患の鑑別も勉強になる。

宗像　雄, 花田真也 編著：ルーチンで行う歯科医療リスクマネージメント．東京：弘文堂, 初版1刷, 東京, 2017.
◇メンタル疾患の有無にかかわらず、歯科医師として知っておくべき法的義務が弁護士と歯科医師の両者の視点から分かりやすく解説してある。投薬にあたっての研鑽義務の章は必読。

尾内康彦：患者トラブルを解決する「技術」, 東京：日経BP社, 第１版, 2012.
◇豊富な事例が実践的に解説され、歯科でも「今すぐ役立つアドバイス」が満載。

滝本禎之, 安倍篤子, 赤林　朗 編集；ケースブック患者相談, 東京：医学書院, 第１版, 2010.
◇具体的な事例に対して法的にも医学的にも適切な対応法が簡潔にまとめられている。診療費の不払いの問題は歯科でもとても参考になる。

著者論文

1）豊福　明：いわゆる口腔心身症の入院治療についての臨床的研究ー治療技法の検討と病態仮説の構築についてー. 日歯心身15：41-71, 2000.
2）豊福　明, 梅本丈二, 喜久田利弘, 都　温彦：歯科心身症の入院治療とその遠隔成績について.日歯心身19: 37-42, 2004.
3）豊福　明：日常診療で遭遇頻度が急増する歯科心身症患者への対応. 基礎編：「歯科心身症」と「精神病」の違いと臨床現場でのとらえ方. ザ・クインテッセンス28(2): 145-152, 2009.
4）豊福　明:日常診療で遭遇頻度が急増する歯科心身症患者への対応（２）臨床編:「歯科心身症」に開業医が対応できる境界線をケースから学ぶ. ザ・クインテッセンス28(3): 135-143, 2009.
5）豊福　明：神経性ドライマウスの捉え方と対処法. 日口外誌55(4): 163-168, 2009.
6）豊福　明：歯科心身医学から見た「咬合異常感」. 歯界展望117(1)：142-143, 2011.
7）佐藤智子：「歯科インプラント治療後の"不定愁訴"に関する心身医学的研究」口科誌61（２）：223-232, 2012.
8）豊福　明：治らない歯痛と咬合の愁訴をどうするか？ 東京都歯科医師会雑誌 61(5): 249-256, 2013.
9）豊福　明：【うつ病患者への正しい向き合い方】歯科医師はうつ病のゲートキーパー.　The Quintessence 33(4); 822-831, 2014.
10）豊福　明：精神科疾患との comorbidity が問題となる身体科疾患 顎関節症と精神科疾患との comorbidity. 心身医学 54(11); 1020-1025, 2014.
11）豊福　明：ドライマウスと歯科心身症. 日本歯科評論 75(3)：47-52, 2015.
12）豊福　明：歯科の不定愁訴(MUOS) への向き合い方. the Quintessence 34(6); 104-113, 2015.
13）豊福　明：開業歯科医が診る舌の痛み-その原因は？ 鑑別は？ 対応は？ 舌痛症への対応. 日本歯科評論 76（2）：43-52, 2016.
14）吉川達也，豊福　明：各科疾患における向精神薬の使用法 11，歯科領域．日臨70(1)：122-125，2012.
15）吉川達也，豊福　明：【医師に知ってほしい高齢者歯科の知識】Column 高齢者によくみられる舌痛症．Geriatr Med 49: 569-571, 2011.
16）吉川達也，豊福　明："こころの問題"と口腔症状．調剤と情報．17: 1017-1021，2011.

저자 프로필

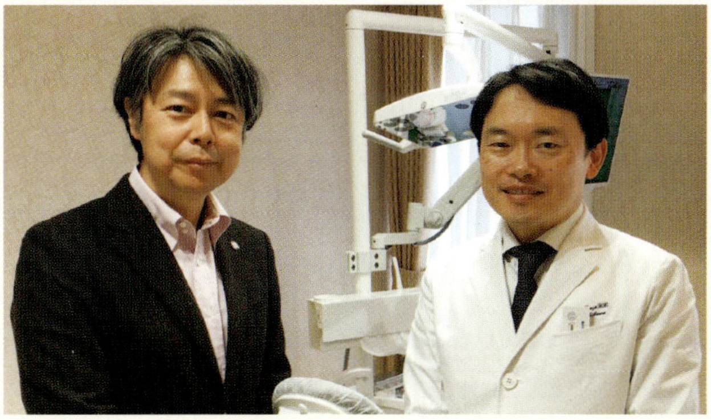

토요후쿠 아키라(Toyofuku Akira)(좌), 요시카와 타츠야(Yoshikawa Tatsuya)(우)

토요후쿠 아키라(Toyofuku Akira)

현재 동경의과치과대학 대학원의치학종합연구과 치과심신의학 분야 교수. 1990년 규슈대학 치학부 졸업, 일본치과심신의학회 전 이사장. 학생 시절부터 치과심신증에 관심을 가져 그 치료법의 개발·개량과 병태 해명에 청춘의 전부를 걸었음. 고립무원의 상황에서도 애마 BMW·R100GS를 타고 달린다. 여생은 '조금 까불지만, 대단한 후계자'의 육성에 온 심혈을 기울이는 매일을 살아가고 있다. 이 모든 것은 '인류의 자유와 평화를 위하여!'

요시카와 타츠야(Yoshikawa Tatsuya)

라쿠시아긴자치과클리닉 원장. 일본치과심신의학회 인정의. 동경의과치과대학 비상근 강사. 2006년 규슈대학 치학부 졸업. 1992년 와세다대학 정치경제학부 졸업 후 회계사무소 근무, 복지 관련회사 이사를 거쳐 30세를 넘어 치학부 입학. 모교에서 연수 후 동경의과치과대학 치과심신의학 분야 입국. 의국원, 조교수, 외래의국장을 거쳐 2016년 일본 최초 치과심신증전문 클리닉을 도쿄 긴자에 개설. '의료의 사각(blind spot)'에 빠진 환자를 구하기 위해 전심전력을 다하고 있다.

끝으로 변변찮은 계승자로서-

항상 '치료한다'라는 것에 심혈을 기울여 왔으며, 그것은 '환자에게 어떻게 공헌할 수 있는가' 하는 질문에 대한 노력이었습니다. 그 해법을 탐구하는 길에서 무엇보다 필자는 인복이 있었다고 생각합니다. 이 책에 소개한 선생님들, 특히 후쿠이대학 하야시 히로유키(Hayashi Hiroyuki) 교수와 PIPC연구회에서 지도해주신 신애클리닉 이데 히로유키(Ide Hiroyuki) 원장님, 미야자키의원 미야자키 히토시(Miyazaki Hitoshi) 원장님, 미요시시민병원 키무라 카츠토모(Kimura Katsutomo) 내과 부장님, 그리고 PIPC의 창시자인 Robert K. Schneider 교수님께 다시 한 번 감사드립니다. 모교와 17년간 몸담은 후쿠오카대학과 백십자병원 및 동경의과치과대학과 각 학회에도 아낌없이 중요한 것을 가르쳐주신 분들이 너무 많습니다. 여기에 이름을 모두 쓰지는 못하였지만 마음으로부터 감사드립니다. 그 선생님들의 가르침 덕분에 이 책이 나오게 되었습니다.

필자를 비롯한 치과 의사들이 피눈물을 흘리면서 배운 것이 치과계에 바르게 전달되어 많은 환자들이 치료될 수 있기를 바랍니다. 마지막으로 필자의 악필을 해석하여 제대로 편집해주신 나가스에 서점의 니시야마 토모코(Nisiyama Tomoko) 씨에게도 감사드립니다.

이 책을, 어릴 때부터 문제아로 주위를 힘들게 하던 필자를 믿어주시고 인내하며 지도해주신 은사, 후쿠오카대학의학부 명예교수 고(故) 미야코 하루히코(Miyako Haruhiko) 교수님께 바칩니다.

토요후쿠 아키라(Toyofuku Akira)